PETER-PAUL
ZAHL

TEUFELS-
DROGE
CANNABIS

KRIMINALROMAN

VERLAG
DAS NEUE BERLIN

Alle Personen und Ereignisse sind erfunden; Ähnlichkeiten mit der Realität waren hier und da nicht zu vermeiden.

ISBN 3-359-00772-7

1. Auflage

Rosa-Luxemburg-Straße 16
10178 Berlin

Gestaltung: P. Fischer Sternaux
Printed in Germany

... möchte ich glauben, daß ... Haschisch die Natur
zu überreden weiß, jene Verschwendung
des eigenen Daseins, das die Liebe kennt,
uns – minder eigennützig – freizugeben.
Walter Benjamin

Dem Farmer gewidmet
(er baut kein Ganja an):
Mass Kenton

Legalize it!
I'll advertize it.
Peter Tosh

1

Das Schönste an dieser Arbeit ist die Muße.
So sitzen wir oberhalb der Bucht auf einer Klippe und baumeln mit den Seelen und Beinen.
Auf der kleinen, der Bucht vorgelagerten Insel eine vom starken Wind gerupfte Kokospalme – das Korn. Zwischen gespreizten Daumen und Zeigefingern bilden wir die Kimme. Wir bringen Kimme und Korn in Übereinstimmung. Die Hand zittert nicht. Liegt der Punkt zwischen Kimme und Korn genau auf der Linie des Horizonts, finden wir dort, exakt dort: das Ende der Welt.
Denn die Erde ist doch keine Kugel. Sie ist eine Scheibe. Verschwindet etwa ein Schiff am Ende der Welt, kippt es lediglich auf die andere Seite der Erde – der geübte Seemann spürt dies am Wellenschlag und an dem kurzen Aussetzen von Herz und Hirn; aus dem Bordbuch von Christopher Columbus erfahren wir, daß *Nina*, *Pinta* und *Santa Maria* drei Tage und drei Nächte vor dem Ende der Welt kreuzten, bevor sie – der Schwerkraft trauend, die uns an unseren Planeten klebt – entschieden geradeaus segelten, den Punkt des Kippens zu erreichen: Einen berauschenden Herzschlag lang, etwa jenem vor dem ersten Orgasmus vergleichbar, ragt der Bugspriet ins Nichts …
Das stellen wir uns in unserer Muße vor.
Auch, daß Neil Armstrong und Edwin Aldrin keineswegs am zwanzigsten Juli neunzehnhundertneunundsechzig mit ihrer Raumfähre *Eagle* auf dem Mond

gelandet sind. Das hätte die Mondgöttin gar nicht zugelassen. Die Außenaufnahmen wurden unweit von Los Alamos in der Wüste gedreht. Es galt, die Russen zu beschämen, die am vierten Oktober neunzehnhundertsiebenundfünfzig mit ihrem *Sputnik* – bei klarem Wetter jedem Auge sichtbar – den ersten künstlichen Satelliten in eine Erdumlaufbahn gebracht hatten. Nach den Videospielen des Pentagon, vom Nachrichtensender CNN als Originalaufnahmen des Golfkriegs deklariert, traut doch niemand mehr den Botschaften dieses Mediums.

Müßiggang ist aller Künste und Tugenden Anfang. Ohne *Zeit für sich selbst* hätte der Steinzeitmensch wohl kaum seine Höhlenmalereien beginnen und beenden können; und weil wir Zeit für uns selbst haben, überwinden Prento und ich unsere Ängste und tauchen ein in die schönsten Höhlen und Höhlungen und malen die schönsten Bilder. Oder werden gemahlen und gemalt. Prento von seiner ersten *außerehelichen Beziehung*, Latoya, meiner neuen Sekretärin aus Trelawny, und ich von meiner *Ersten Frau* und *Babymother**, Valerie. Sie rechts unterhalb der Klippen, wir links. *Unter der Kokospalme,* wie es im Volkslied heißt. Auf Matten und Badetüchern, denn Sand und Ameisen könnten unangenehm sein. Hierher verirrt sich niemand während des Tages. Nur in der Nacht. Aber dann ist es kein Verirren.

Nach der Liebe und dem Schwimmen treffen wir uns wieder und gehen anderen Arbeiten nach.

In Wirklichkeit gehen wir nämlich gar nicht müßig. Wir arbeiten. Hart. Alles nur Tarnung: Die Arbeit, der Müßiggang.

Prento ist im Dienst. So heißt er, seit er vierzehn war: Er braucht lange, um zu kapieren; hat er aber etwas kapiert, beherrscht er es auch. Er ist Bulle. Genauer: Er ist, nachdem er im vorvorigen Jahr bei der Kripo

---

* s. Glossar ab S. 217

in Port Antonio gekündigt hatte, in diesem Frühjahr wieder zur *Truppe* zurückgekehrt. Nicht reumütig. Er ist mit offenen Armen empfangen worden. Nicht nur, weil er ein sehr fähiger Detektiv ist. Nur manchmal setzt der *Super* ein mitleidvolles Lächeln auf. »War wohl nichts mit einer anderen Karriere im Ausland, mein Bester«, sagt dies Lächeln. Andere Karrieren sind immer woanders. Im Ausland. Zweiundeinhalb Millionen Jamaikaner leben auf dem *Felsen*, etwa eine Million *a foreign*, in London oder Toronto, Birmingham oder New York, Manchester oder Miami. Zu Hause bringt einer wie wir es selten zu was. Von klein auf werden wir trainiert, uns so zu qualifizieren, daß wir ein VISUM oder THE GREEN CARD erhalten. Und dann: Nichts wie weg! Um alt, verbraucht und ausgelutscht zurückzukommen, ein Haus zu bauen und zu sterben. Na, ja. Aber meinen besten Freund Prento – eigentlich heißt er Dean Campbell und ist – wie ich es bin – neunzehnhundertvierundfünfzig geboren – hatte es nicht ins Ausland verschlagen. Er hatte nur Pech gehabt. Als er den Pachtvertrag für die idealen Räume für sein geplantes Restaurant unterzeichnen sollte, war das Haus gerade an einen anderen Eigentümer übergegangen. Und wo kam der her? Aus dem Ausland.

Und ich? Ich bin immer im Dienst. Schnüffler. Privat, nicht im Solde des Staates. *Aubrey Fraser,* steht in eleganter Kursivschrift auf meinem Firmenschild an der Fassade eines gepflegten Hauses in der Duke Street. Downtown Kingston, und darunter, in Versalien: PRIVATE INVESTIGATOR. Meine Freunde nennen mich *Ruffneck*. Weil ich mir schon als kleiner Junge nichts gefallen ließ. Unrecht gefallen ließ, meine ich. Uncle Albert und Auntie Mary, die mich großgezogen haben, haben mich als erste so genannt. Uncle Albert stolz, Auntie Mary mit Vorbehalten. Sie hätte lieber einen *Sweet Boy* aus mir gemacht. (Es sind immer die Großmütter, Großtanten und Tanten, die Jungen erzieherisch verkorksen.) »Aber wenn du nur *sweet* bist, mi bwuoy«, hatte Uncle Albert mir mal gesagt, »hast du keine Chance zum Überleben in dieser Gesellschaft.«

So bin ich *sweet* zu denen, die mich lieben und die ich liebe, und *rough* zum Rest der Welt. In einer schizophrenen Gesellschaft wäre es Selbstmord, nicht bewußtseinsgespalten zu sein. Nicht, daß die Schizophrenie mich belastete: Ich mag es, in diesem Spannungsbogen zu leben. Finde heraus, wer deine Freunde sind, und versuche, sehr genau und wachsam, ihren Kreis zu vergrößern!

Denn die natürlichen Feinde des Menschen sind so einfach auszumachen. Unter den Tieren hier sind es: Tausendfüßler, Mücken, Skorpione und Hähne, die zu früh krähen auf dem Lande, Haie, Stachelrochen und Barrakudaweibchen (wenn sie gerade Junge haben) im Meere. Die anderen sind: Die Regierung, die »Opposition Ihrer Majestät« (der Königin von England, das muß einer sich mal vorstellen!), die Kirchen, die Bürokratie, vor allem das Finanzamt, und das Kapital, das nur rafft und nicht schafft. Ist doch ganz einfach. Nur mein Freund Prento ist, selbst wenn er zehn Spliffs geraucht hat, da anderer Meinung und blubbert dann immer noch was von »Vaterland ... Loyalität des vereidigten Kriminalbeamten ... eheliche Rechte und Pflichten« oder gar, da dreht sich mir der Magen völlig um, »vergrößern des Bruttosozialprodukts durch Gürtel enger schnallen und harte Arbeit«.

So auch jetzt wieder.

Latoya und Valerie giggeln und kichern. Und das macht nicht nur das *Kraut*.

Mir platzt der Kragen. Ich ziehe am Spliff, versuche, meine Gedanken zu organisieren und es ihm klarzumachen.

»Ein Beispiel«, sage ich.

 Er unterbricht mich.

»Unterbrich mich nicht!« fahre ich ihn an und fort: »Ein Beispiel ...«
»Ja?« fragt er spöttisch.
»Ja«, sage ich leise. Mache eine Pause. Niemand hilft mir.
»Mach du's ihm klar«, bitte ich Valerie. Sie legt den Kopf in meine Schulterbeuge.
»Okay«, sagt sie, plötzlich hellwach. »Ich weiß, was du meinst, komme ja gerade aus Bellevue, dem Irrenhaus zurück ...«
»Hä?« macht Prento.
»Von *foreign*«, fährt sie fort, »aus 'merika. Da wurde es mir richtig klar.«
Sie überlegt kurz. Wir lauschen dem Wind und dem Meeresrauschen. »Bruttosozialprodukt? Ein Götze, Prento, wie das Goldene Kalb im Alten Testament ... Wie soll ich es dir klarmachen? Also, nehmen wir mal ein Beispiel. Ruffneck, die Kinder und ich, Uncle Albert, Auntie Mary, meine Mutter, meine Tante und mein Onkel, wir ... Das geschieht doch jeden Tag, kapier doch mal!: Wir essen ein vorzügliches Abendbrot, *roast' Pork,* das Schwein haben wir selbst gezogen und geschlachtet, mit Yams, Plantains und Bananen, alles selbst angepflanzt und geerntet, dazu geschmortes Gemüse aus dem Garten, ein Salat aus Karotten, Weißkohl und Paprika, wächst alles hinter der Küche, zum Nachtisch frischen, heißen *Pudding* aus Süßkartoffeln, wächst im Busch!, später Kaffee, selbst angepflanzt, gepflückt, getrocknet, geröstet, gemahlen, darauf ein paar Spliffs, der Stoff ist selbstgezogen, nicht so gut wie der aus Trelawny, Hannover, Westmoreland oder St. Elizabeth, aber immerhin; Musik aus dem Radio, *Irie-FM* oder JBC-FM ... Dann gehen wir zu Bett, machen ein, zwei Stunden Liebe, ja und dann, dann schlafen wir und haben gute Träume ...«
Latoya nickt kichernd.
»Dagegen die anderen«, kommt Valerie nun auf Tou-

ren, »die, die zum ...«, sie saugt verächtlich an den oberen Schneidezähnen, »Bruttosozialprodukt beitragen: Die holen ihren großen Toyota aus der Garage, überlassen ihre Kinder im rundum vergitterten Haus der Obhut einer bezahlten Babysitterin, fahren nach New Kingston, in einem der fashionablen Restaurants zu speisen – die Hälfte des Essens ist importiert, wie der Wein, den sie trinken. Sie zahlen. Die Rechnung ist hoch. Sie geben ein gutes Trinkgeld (das übrigens nicht im offiziellen Sozialprodukt auftaucht, sondern zur *informellen Ökonomie* zählt). Daraufhin fahren sie zu einer chicen Disko. Sie tanzen und trinken. Sie tanzen dezent, sie befinden sich ja Uptown, und dort läßt der Mensch nur bei Soca die Sau ein wenig 'raus, und trinken eine Menge. Sie zahlen. Die Rechnung ist saftig und enthält wie alle Rechnungen zwölfundeinhalb Prozent Mehrwertsteuer und gehen. Auf dem Weg nach Hause übersehen sie ein Stopschild und fahren in ein anderes Auto hinein. Totalschaden. Ambulanz. Krankenhausaufenthalt ... Jeder einzelne ihrer Schritte taucht im Bruttosozialprodukt auf. Sie haben es nach all ihren Kräften vermehrt, bis hin zur Operation im Krankenhaus.«
»Du übertreibst«, sagt Prento schwach.
»Ja«, erwidert Valerie. »Zum besseren Verständnis.«
Wir schweigen. Unser Dasein geht der Natur *wie goldene Münzen durch die Finger.*
Latoya springt auf.
»Schaut!« ruft sie. »Schaut nur: Fliegende Fische!«
Wir anderen springen auch auf.
»Eine Schule Bonitos«, erklärt Prento ihr. Und fügt lahm hinzu: »Glaub ich.«
Wir sind zwar, im Gegensatz zu Latoya, unweit des Meeres geboren und aufgewachsen, haben von Fischen aber keine große Ahnung. Wir haben nur gelernt, Menschen zu fangen.
 Dies muß Prento wohl auch gerade durch den Sinn

gegangen sein, denn er dreht sich um und fragt mich: »Was hältst du von dieser Bucht? Ist sie das Rechte für unsere Pläne?«

»Nein«, erwidere ich. »Wir müssen weiter suchen.«

»Wann triffst du unseren gemeinsamen Partner?«

»Übermorgen. In Falmouth.«

»Ich hab dies Mal ein blödes Gefühl«, sagt Prento, plötzlich düster.

»Ich habe ein sehr gutes«, lache ich, reibe mit den Fingern meiner Rechten die Handfläche der Linken, grinse ihn an und umfasse mit beiden Händen meinen Schritt. So *wirft die Natur uns mit vollen Händen dem Dasein hin.*

Smoking, smoking, smoking is good for the brain,
I don't want no more of that there cocaine.
Inner Circle

2

Eigentlich beginnt unsere Geschichte – offiziell zumindest – am Sonntag, dem neunten Mai neunzehnhundertdreiundneunzig, kurz vor Mitternacht. Sie beginnt mit einem Knall und hört mit weniger als einem Wispern auf:

Christopher D., ein junger Fischermann aus Muirton Pen, einem zwischen Manchioneal und Long Road in Ostportland gelegenen Weiler, verbringt aus gutem Grund seit etwa einer Woche seine Nächte nicht in seinem Hause, sondern schläft bei seinem Freund Craig M. in Manchioneal.

Vier Revolvermänner treten die Tür ein und betreten das Haus. Die beiden jungen Männer werden aus dem Bett gezerrt. Sie müssen sich eiligst anziehen und werden vor die Tür getrieben. In einem nahen Bananenhain werden sie von den Revolvermännern getreten und geschlagen. Man zieht ihnen Pistolen- und Revolverläufe und -kolben durchs Gesicht und fragt sie, Mündungen an der Schläfe, »nach der Adresse von Neil und *Daddy*«.

Nachdem sie *Daddy's* Yard erreicht haben, richten die Banditen – dem Benehmen und der Aussprache nach eindeutig Kingstonians – die Waffen auf sie und fordern sie auf, die Tür einzuschlagen. Sie versuchen dem Befehl nachzukommen, die Verriegelung aber erweist sich als zu stark.

»Dann eben die Fenster, ihr Suckers!« zischt einer der Revolvermänner und tritt Craig in die Hacken.

Nun beginnt Elaine G., Daddys Frau und Christophers Mutter, durch die Fenster auf der anderen Seite des Hauses laut um Hilfe zu rufen. Die Revolvermänner werden kurz abgelenkt. Craig nutzt die Gelegenheit zur Flucht. Er läuft an der Polizeiwache vorbei und versteckt sich im Gebüsch am Strand.
Selbst dort hört er Elaines Hilferufe. Aber die Nachbarn rühren sich nicht. Sie öffnet die Tür und kommt heraus. Die Revolvermänner schlagen sie mit den Kolben und Läufen ihrer Waffen. Sie bittet verzweifelt um ihr Leben. Ein schlanker, dunkler Kerl mit Ohrring aber läßt nicht von ihr ab: Ihr Gesicht verwandelt sich in eine formlose, blutige Masse. Immer wieder wird sie gefragt, wo sich Neil und Daddy aufhalten. Sie verrät es nicht. (Die ganze Zeit über hält dieser sich unter dem Ehebett versteckt.)
Daraufhin schleifen die Revolvermänner Christopher ins Haus, setzen eine Pistolenmündung mit Schalldämpfer auf seinen Hinterkopf und richten ihn kaltblütig hin. Dann verlassen sie Manchioneal und fahren drei Meilen weiter östlich, nach Hector's River, treten eine Haustür ein, schießen einen jungen Mann an und befehlen ihm vergeblich, ihnen zu zeigen, wo das Kokain versteckt sei.
Was die Polizeiführung später am meisten beunruhigt, ist eine Reportage des *Jamaica Herald* auf der Titelseite. Der Ermordete, der Angeschossene und die Gefolterten bereiten ihr weniger Sorgen als die Frage, wer der Presse so ausführlich berichtet hat.
Bürger in Manchioneal, Long Road und Hector's River lassen keinen Zweifel daran, daß sich die örtliche Polizei derselben Methoden wie die Gunmen bedient hatte – bis auf die Anwendung von Schußwaffen. »Daddys Familie befand sich exakt zwischen Hammer und Amboß.«
Eine Woche zuvor trieb ein großer, versiegelter Sack mit Kokain im flachen Wasser der Bucht von Manchioneal. Drei junge Männer entdeckten ihn,

zogen ihn in ihr Boot und Daddy ins Vertrauen, versteckten ihren Drogenfund, derweil Daddy nach Kingston fuhr, einen Aufkäufer aufzutreiben. Das wurde schnell bekannt. Daddy wurde vorläufig festgenommen und auf der örtlichen Wache mörderisch verprügelt, sein Wagen beschlagnahmt. Daddy verriet das Versteck des Sacks mit Kokain nicht. Die Polizisten ließen ihn laufen, um ihn zu observieren. Seither versteckte er sich.

Tell me why do yuh fight
'gainst de Kallie, Man,
Yet yuh know it's
the healing of the Nation.
Inner Circle

3

Der Skandal war wieder einmal nicht das Verbrechen, sondern die Tatsache, daß die Presse, so ausgiebig und gut informiert, darüber berichtete; aber in Wirklichkeit begann er, als die Polizei versuchte, ihm ein Ende zu machen.

Spezialeinheiten und das *Flying Squad* aus Kingston schwärmten nach Portland, nahezu die gesamte Wache in Manchioneal wurde ausgetauscht; die Spezialeinheiten und das *Flying Squad* wurden wieder abgezogen: und von Stund an schwänzten viele Schüler der Volks- und Gesamtschulen East Portlands, aber auch Gymnasiasten von Happy Grove morgens den Unterricht: Sie patrouillierten von Sonnenaufgang an jeden großen und kleinen Strand zwischen Hector's River und Long Bay in der Hoffnung, daß wieder eine große Ladung, in Plastiksäcken wasserfest verpackt, angeschwemmt würde.

Prento hatte, von mir mit weiterem Hintergrundmaterial versehen, eine Akte über die Vorfälle angelegt, und nun, da es in unsere Pläne paßte und der neue *Police Commissioner* in den Augen der Öffentlichkeit den Ruf erworben hatte, es ernst damit zu meinen, die *Faulen Äpfel in der Force* auszusortieren und auf den Müll zu werfen, bat mein Freund seinen Vorgesetzten in Port Antonio um ein vertrauliches Gespräch.

Prento schätzte seinen *Super*, dieser ihn, und der war es auch gewesen, der die Beförderung meines Freundes durchsetzte, nachdem er zusammen mit einem hellwachen, integren Beamten der Wache in San San vor über zwei Jahren den meistgesuchten *Gun-Man* in Portland verhaftet hatte. Beide unterstützten Pläne des Commissioner of Police, eines ehemaligen Armeeangehörigen, dessen neues Amt auf drei Jahre beschränkt war und ausschließlich der Polizeireform dienen sollte, zum dezentralen *Community Policing* überzugehen. Die Erfahrung hatte gelehrt, daß in allen Ländern der Welt, in denen die Polizei zentralisiert worden war, die Kriminalität heftig zu-, das Ansehen der Behörde abrupt abnahm.

Prento frischte das Gedächtnis seines Vorgesetzten über die Vorfälle in Manchioneal mit Hilfe seiner Handakte auf und erzählte ihm von zwei Zeugenaussagen, die ihm gegenüber abgegeben worden wären.

»Vertraulich, natürlich?« Der Super sah ihn unter gerunzelten Augenbrauen an und führte die Fingerspitzen zusammen.

»Absolut vertraulich. Nur für mich bestimmt.«

»Weil kein Mensch an der Ostküste den Bullen mehr traut?«

»Keiner.«

»Ja«, sagte der Super Intendant, »wenn ein Opfer eines Verbrechens vor schwerbewaffneten Verbrechern fortläuft und seine Flucht direkt an der nächsten Wache ... vorbeiführt, ist dies nur zu verständlich.«

»Ein einziger Beamter – Sie wissen, um wen es sich handelt, und der ist unverständlicherweise in eine andere Wache und, kurz darauf, hierher versetzt worden – genoß das Vertrauen der Leute dort.«

Der Super sah an Prentos rechtem Ohr vorbei an die Wand, an der in einem schlichten Holzrahmen Marcus Garveys berühmtester Ausspruch befestigt war. Beide sagten nichts. Der Ventilator an der Decke kreiste fast lautlos, etwas eiernd, Verkehrsgeräusche von der Harbourstreet wurden von den doppelten Stahlläden an den Fenstern gedämpft.

»Und Sie wollen, daß ich Sie von anderen Pflichten freistelle, diesen Spuren nachzugehen?«
»Ja, Sir.«
»Geht in Ordnung, Campbell. Aber ...«
»Aber was, Sir?«
»Angenommen, es stößt Ihnen etwas zu ...«
»Die Namen und Adressen meiner Informanten befinden sich im Safe meines Anwalts in Kingston, ebenso wie mein Testament«, sagte Prento leise und eindringlich. »Er hat Anweisung, diese Informationen ausschließlich Ihnen, Sir, zugänglich zu machen, wenn mir etwas passieren sollte.«
»Sie trauen wohl niemandem mehr, hm, Campbell?«
»Doch, Sir. Meinen besten Freunden.«
»Wie diesem ... Playboy *Ruffneck* Fraser, eh?«
»Ja, Sir.«
»Und Ihre Frau?« Die Stimme des Super wurde ironisch.
»Meine Frau geht, mit Verlaub, Sir, Polizeiarbeit nichts an.«
»Gut.« Ein markantes Kinn deutete meinem Freund, er könnte gehen.
»Da ist noch etwas, Sir.«
»Ja?«
»Meine Recherchen werden mich an die Nordküste führen, und ich möchte nicht, daß die Kollegen dort mir in die Quere kommen.«
»Ich werde mich in St. Mary, St. Ann, Trelawny und St. James diskret erkundigen, ob dort in gleicher Sache Untersuchungen angestellt werden, und teile Ihnen die Resultate mit, wenn Sie mich – turnusmäßig, in regelmäßigen Abständen, Campbell, kapiert!? – anrufen.«
»Danke, Sir. Aber da ist noch etwas?«
Der Super warf ihm einen schnellen, amüsiert wirkenden Blick zu.
»Was?«
»Diese neue Spezialeinheit, Sir, aus der *Stadt* ...«

»Oh, Sie meinen diese Cowboys, deren Finger am Abzug der Waffe manchmal wirklich zu schnell sind?«
»Ja, Sir, deren Devise zu sein scheint: Erst schießen, dann fragen!«
»Campbell!«
»Ich bitte Sie, Sir, mich bei meinen turnusmäßigen Anrufen darüber zu informieren, wo sich diese ... Beamten, die mal als Sonderbeauftragte der *Operation Ardent*, mal als ACID, mal als *Anti-Crime-Special Task Force* firmieren, gerade aufhalten.«
»Dies dürfte nicht einmal mir zugänglich gemacht werden, Campbell.«
»Sir, erlauben Sie mir meine Zweifel.« Prento tat so, als zöge er, einen Schlag über den Schädel erwartend, die Schultern ein. Dann wurde er ernst.
»Wenn *die* auch an der Nordküste operieren und mich, sagen wir mal, in Begleitung von dubiosen Personen antreffen ...«, Prento versuchte, ein schwaches und gewinnendes Lächeln zu zeigen.
»Weihnachten dürfte ein Großteil dieser Spezialeinheit in Negril sein.«
Nun war es der Super, der seinem Benehmen und seiner Stimme etwas Beiläufiges zu geben versuchte.
»In Negril, Sir?«
»Da soll eine Sonderoperation anlaufen, mit den ständigen Belästigungen jener Gäste aufzuräumen, deren Haut auf dem Nasenrücken sich so schnell pellt.«
»Eine Aufgabe, wie geschaffen für die Spezialeinheit zur Bekämpfung des organisierten Verbrechens.«
»Ja, Campbell, dazu dürfte sie eventuell fähig sein.«
»Ich wäre ihnen wirklich sehr, sehr verbunden, mir deren Standort- und Operationswechsel ab und an, sagen wir mal, leicht verdeckt, mitzuteilen. Es geht um *mein* Leben.«
Der Super Intendant überhörte die Dringlichkeit in Prentos Stimme.

»Bitte, Sir!«
»Werden Sie nicht dramatisch, Campbell. Vielleicht kann ich es möglich machen. Ich habe – wie Sie – noch hie und da meine Kanäle. Vielleicht so?: Ach ja, Campbell, John Wayne arbeitet in Ihrer Nähe.«
»Ein guter Code, Sir. Oder Clint Eastwood ...«
»Nein, Campbell, der ist seinen Spaghetti-Western entwachsen und ein ernsthafter Schauspieler und Regisseur geworden.«
Selbst in ihrer Vorliebe für gewisse Filme waren die beiden sich ähnlich. Der Super stand auf und streckte die Hand aus. Das war das erste Mal, daß Prento dies bei seinem Vorgesetzten erlebte. Sie beide hatten in London ihren Schliff als Polizeibeamte erhalten, nicht in den Vereinigten Staaten.
»Passen Sie auf sich auf, Campbell. Dies ist ein Befehl. Verstanden?«
Sie schüttelten einander die Hände.
»Ja, Sir.«
»Noch was, zum Abschied.«
»Ja, Sir?«
»Achten Sie auf Ihre Spesenabrechnung. Die Nordküste ist teuer.«
»Ich werde, so es geht, in Familienpensionen absteigen. Aber vielleicht komme ich auch nicht umhin, Alles-Inklusive-Hotels wie *Sandals* oder *Ciboney* zu meinen Hauptquartieren machen zu müssen.«
Der Super ließ die Hand meines besten Freundes abrupt fallen und seufzte.
»In diese Preisklasse weisen demnach ihre Informationen?«
Prento wippte in seinen bequemen Slippers.
»Wir haben es nicht mehr mit kleinen, hart arbeitenden, ehrlichen Farmern zu tun, die Ganja nur anbauen, weil es einen höheren Acre-Ertrag abwirft als Yams, Tomaten oder Portland Peas ...«
Der Super ließ sich langsam in seinem hohen Sessel hinter dem Dienstschreibtisch nieder.

»Ich hasse diese kolumbianischen Kokainkartelle und ihre US-amerikanischen Abnehmer!« sagte er hart. »Die machen unsere ganze Kultur kaputt.«
»Selbst den Reggae, Sir«, pflichtete Prento ihm bei.
»Den Reggae? Wie meinen Sie das?« Der Super wirkte verwirrt. »Ich habe keine besondere Ahnung von der Art von Musik. Ich bin eher Kalypso- und Socafan.«
»Das Tempo, Sir. Reggae wurde auf der ganzen Welt berühmt als entspannte, entspannende Musik, und was heute so produziert wird, klingt, als spielten Sie ein dreiunddreißiger Album mit fünfundvierzig ab; und die Kids hier auf dem Lande, in den Dancehalls, bewegen sich, als stünden sie bei General Motors am Fließband.«
»Verstehe.« Der Super sah uninteressiert aus. Dann blickte er hoch.
»Denken Sie immer daran, Campbell: Daß die Kuh nicht spricht, liegt nicht am Mangel einer Zunge. Seien Sie vorsichtig!«
Prento grüßte zackig und ging zur Tür. Dort drehte er sich noch einmal um.
»Ich versuche es, Sir, aber Sie wissen ja, wie das ist: Wenn ein Krebs zu viel rumrennt, kann er seine Scheren verlieren. Rennt er nicht, wird er nicht fett.«
Der Super entließ ihn mit weiter Handbewegung.
»Ich will Sie nicht zu fett wiederkommen sehen, sondern in der guten Verfassung, in der Sie sich nun befinden.«
»Ich werde es versuchen. Bestimmt, Sir. Versprochen!«
Mein Freund schloß die Tür hinter sich.
Dann blieb er stehen, blickte sich um, tanzte auf der Stelle und schlug die geballte Rechte mehrfach in den linken Handteller. Es fiel ihm sehr schwer, nicht laut zu lachen.

Emancipate yourself from mental slavery,
None but ourselves can free our minds.
Bob Marley

4

»Eigentlich müßten wir nun die Nationalhymne singen«, feixte ich.
»Jamaica, Jamaica, Jamaica, land we love«, zwitscherte Valerie, preßte die rechte Hand aufs Herz und nahm Haltung an. Sie kicherte.
»Das singen die hohen Herren und ihre Gefolgschaften bei nahezu jeder passenden Gelegenheit«, meinte ich versonnen.
»Ja, um ihrem Betrug ein patriotisches Mäntelchen zu geben«, nahm Latoya den Faden auf. »Die Hymne als Ausdruck einer imbezillen, rückwartsgewandten Kultur ...«
»Die andere ausgrenzen muß, sich selbst zu bestätigen«, nickte ich. »Jamaica, land we love ...«
»Die Melodieführung ist nicht von hier«, kicherte Valerie.
»Der Rhythmus ist langnasig und flachärschig und hat den Pep von Porridge«, fuhr ich fort. Ich marschierte auf der Stelle.
»Das Liedchen ist doch nur zu ertragen, wenn IRIE-FM es ausstrahlt.« Latoya sog, völlig ernst geworden, an ihrem Spliff. »A capella, schräg und ironisch.«
»Die einzig mögliche Art, mit der Kultur der Steinzeit umzugehen«, stellte ich fest und fuhr nach einer Weile fort: »Sich in die Völkergemeinschaft einzufügen, müssen sich unsere Herren Staatsgründer gedacht haben, müsen wir ebenso debil und pathetisch werden wie andere Völker ...«
»Ne, ne«, widersprach Valerie lächelnd. »Wie die senilen Häuptlinge anderer Nationen und Stämme.«

»Nationalhymne als Marschmusik, dazu komponiert, im gleichen Tritt über die Nachbarn herzufallen. Nationalflagge ...«
»Schwarz-grün-gold«, trällerte Valerie.
»Nationalbaum ...«
»Blue Mahoe!«
»Nationale Blume ...«
»Lignum vitae!«
»Nationalvogel ...«
»Ein Geier, unser John Crow«, warf Prento völlig ernst ein.
»Spaßvogel«, widersprach Latoya und setzte sich auf ihre Reisetasche, den Reißverschluß zuzuziehen. »Der Doctorbird!«
»Ein Schwalbenschwanzkolibri«, deklamierte Valerie im Tonfall einer Vorschülerin.
»Nationalgericht ...«
»Ackee und Saltfish«, jodelte Valerie. »Wobei der Fisch aus Kanada oder Norwegen kommt.«
»Sich unabhängig zu nennen, braucht man eben solchen Kokolores«, brummte Prento.
»Unabhängig? Küß-mir-doch-den-Nacken, Mann!« zog ich ihn auf. »Mit den Schulden? Der höchsten Pro-Kopf-Verschuldung der Welt? Wer kann sich unabhängig nennen, wenn er keine Knete in der Tasche hat? Eigentlich«, fuhr ich nach einem tiefen Zug aus dem Spliff fort, »eigentlich müßten die Lenker unserer Geschicke ein bißchen weiser und bescheidener geworden sein. Aber das Gegenteil ist der Fall. Die kommen mir vor wie jener Mann, der seine Eltern brutal umgebracht hat und vor Gericht um Milde bittet, da er doch Vollwaise sei.«
»Vollwaise!« prustete Valerie. »Mann, heute bist du mal wieder voll von Lyrik.«
»Lyrik?« widersprach ich. »Tatsachen. Eigentlich müßten die wissen, wie, warum, wann und wo wir unsere Fingerabdrücke auf dem Globus hinterlassen haben. In der Kunst! In der Litratur! Im Tanz! In der Musik ...«

»Und in der Leichtathletik, Star!« jubelte Latoya.
»Nicht zu vergessen: im Boxen«, knurrte Prento.
»Ein Land, halb so groß wie Wales und mit weniger Einwohnern«, sagte Valerie stolz. »Und was hat Wales?«
»Wales?« dachte Prento nach.
»Wer?« fragte Latoya arrogant.
»Dylan Thomas, nur Dylan Thomas«, sagte ich der Gerechtigkeit halber.« Bob Marleys *Redemption Song* könnte unsere Hymne sein, wenn wir schon eine brauchen. Was ich bezweifle. Dessen Lied sagt viel mehr aus über unsere Geschichte, die bis heute von der Plantagengesellschaft und der Sklaverei geprägt ist, über unsere Siege und Hoffnungen, unseren Widerstand, unsere Kunst zu überleben und zu leben, über unseren verzweifelten Optimismus, unsere bitteren Erfahrungen und unsere Solidarität ...«
»Mann, nimm das nicht so ernst«, unterbrach mich, ernst geworden, Valerie und küßte mich auf die Wange.
»Ist doch wahr«, insistierte ich. »Aber Marley war ja nur ein Rasta aus dem Ghetto, ein langhaariger Flegel mit abgebrochener Schweißerlehre. Im Ausland zu großem Rum gekommen, kriegte er erst einen Orden, als er schon fast tot war. Von Krebs aufgefressen. Orden sind was Feines. Sie haben was Beruhigendes. Außerdem sind sie billiger als eine Armbanduhr aus Taiwan ...«
»Jamaica, Jamaica, land we love«, gröhlten Valerie und Latoya, um mich zu frozzeln.
»Wie kann einer denn ein Land lieben?« fragte ich rhetorisch. »Eine Frau kann ich lieben. Vielleicht auch drei oder vier Frauen. Die Kinder. Auntie Mary und Uncle Albert. Aber ich kann doch nicht ein Land lieben! Wie, etwa, Jamaika, mit seinen zweieinhalb Millionen Einwohnern und etwa viertausendvierhundert Quadratmeilen ...«
»Ist ja gut«, sagte Valerie. Sie blickte mich skeptisch und beunruhigt an. »Ist was?«

»Und ob was ist«, versetzte ich. Mich stimmt Ganja nicht immer heiter, und so fuhr ich brummelnd fort: »Wer erwachsen geworden ist, sich selbst bewohnt, fürchtet die Fremde und die Fremden nicht. Denn entweder hast du Heimat und trägst sie in dir, oder du hast sie nicht. Dann brauchst du Fahnen, Orden, Nation und andere Surrogate. Wer sie bewohnt«, begeisterte ich mich an den nun entwickelten Gedanken, »liebt die Fremde und liebt es, Fremde kennenzulernen. Das macht einen reicher. Menschen die gern in ihrer Haut wohnen, bieten dem Fremden die Hand. Vor dem mußt du nicht mehr, aber auch nicht weniger Angst haben als vor dir selbst. Raus aus Windsor Forest, rein in die Welt. Oder was?«

I gotta stalk a sensimillia
Growing in my backyard.
Black Uhuru

5

Ich muß mich wohl etwas verworren ausgedrückt haben, denn Valerie sah mich zärtlich von der Seite her an und sagte mit ihrer so angenehm rauhen, stets anregenden Stimme: »Gib's doch zu, du Landpomeranze, vor Kingston hast du immer noch Angst ...!«
»Angst nicht«, erwiderte ich, »Furcht. Viel mehr, als ich vor Jahren in London empfand, wo *die* mich zum richtigen Bullen ausbilden lassen wollten, damals ... London war mir nicht so fremd. London war mir gleichgültiger.«
»Weil wir Jamaikaner, wie andre Landsleute auch, in der Fremde näher zusammenrücken. Du hast dich in Brixton wohlfühlen können, weil du von Leuten umgeben warst, die deine Sprache sprechen, deine Küche kochen, die Rum und Ganja schätzen wie du, die, halb verzweifelte Fremde, die sie waren und sind, sich ihre Umgebung anverwandeln. Mir geht es doch ebenso, in den Staaten. Fünf Tage in der Woche bin ich Kindermädchen und wohne im Haus meines Chefs und seiner Frau; samstags und sonntags schaff ich mir eine Ersatzheimat und gönne mir den Luxus, mit zwei Freundinnen aus den West Indies eine Wohnung in Brooklyn zu teilen. Und da kommt es gar nicht darauf an, daß diese nicht aus Jamaika stammen. Claire kommt, wie du weißt, aus St. Lucia und Natalie aus Trinidad ...«
»Ja«, sagte ich langsam. »Kingston wird mir wohl fremder sein, weil meine, nein, unsere vielen Gegner und Feinde aussehen wie wir und dieselbe Sprache

sprechen. Vor neunzehnhundertzweiundsechzig war alles einfacher: Der Feind war britisch, verwaltete vom Colonial Office aus, regierte, indem er uns spaltete, und seine Beamten, Bullen und Armee-Einheiten waren simpel auszumachen.«

Dann ließen wir das Gespräch fallen, weil es Teil eines endlosen Gesprächs war, jenes Gesprächs zwischen Liebenden und einander Vertrauten, die sich ungemein viel Zeit nehmen können, sich über sich selbst klar zu werden. Ließen es, weil der Tee, den wir zum Frühstück getrunken hatten – Indica-Herbs mit einigen wenigen Pimentblättern und Limonenschalen, mit wildem Honig gesüßt – unsere Schwingungen parallel laufen ließ und unsere Hirne auf Abwegen, die nicht verstörten: Der kürzeste Weg zwischen zwei Punkten ist nicht die Gerade, sondern der gekrümmte, sich schlängelnde Umweg.

»Wir sind soweit«, rief Prento. Er hatte schon vor drei Tagen von Weib und Kindern Abschied genommen, die Flittertage mit Latoya sehr genossen und war nun scharf darauf zu arbeiten. Latoya auch. Aber sie ist neu in der Branche und neugierig und verdammt jung, was ja kein Fehler zu sein braucht. Wir aber mußten erst einmal Abschied nehmen von den Kindern, von »deinen, meinen und unseren Kindern«, wie wir flachsend zu sagen pflegten: »Dein Kind haut mein Kind und unser Kind guckt zu.«

Über zwei Jahre hatte ich nicht gearbeitet, mich nur, den Schein zu wahren, ab und an im Büro sehen lassen. Mein letzter Auftrag – eine gemütliche Jagd nach einer verschwundenen Touristin, die seit einem Jahr meine Schwägerin fünften oder achten Grades ist, hatte mir so viel eingebracht, daß Donna, meine damalige Sekretärin, und Latoya, ihre Cousine ersten Grades, und ich nur fingierte Fälle zu erfinden hatten, welche die Unkosten meines Büros in der Duke Street, Downtown Kingston, und meine knapp kalkulierten Lebenshaltungskosten finanzieren sollten.

Zwei Mal hatte ich in jener Zeit Besuch vom Steuerprüfer. Er wurde nicht fündig.

Ich hatte eine schönere und wichtigere Aufgabe gefunden: Vater sein. Mich den Kindern widmen.

Wie ein Patriarch hatte ich sie um mich geschart. Denn welchen Sinn sollte es haben, seinen Lenden eine Tochter oder einen Sohn abtrotzen zu lassen, wenn man sich nicht ihrer Gegenwart und sanften Beeinflussung widmen kann? Weniger denn je verstand ich jene meiner Geschlechtsgenossen im Lande, deren einziger Beitrag zur Aufzucht von Kindern darin besteht, einen Fingerhut voll Samen gespendet zu haben.

Bis auf den jüngsten Sohn, der aus verständlichen Gründen die Mutter noch nötiger hatte als mich, hatte ich meine Brut jeden Tag, vor und nach der Schule um mich: Valeries Söhne Robert und Kenton, unsere Tochter Noris, neunzehnhundertneunundsiebzig in Windsor Forest geboren, also jetzt schon über fünfzehn Jahre alt, eine schwarze, hochgewachsene, stolze Schönheit, die mich abgöttisch liebt, weil es ihr dank des präsenten Vaters möglich ist, der dominierenden Mutter Paroli zu bieten; ihre zwei Jahre jüngere Schwester Lara, in den süßen, verwirrenden Beginnen von Pubertät, die besser zu verstehen ein Vater behilflich sein kann; ihr Halbbruder Rodney, auch neunzehnhunderteinundachtzig geboren, Sohn der schönen Kenisha, die mit ihren zwei Töchtern ihrem ersten Babyfather nach Kanada gefolgt war; Rodney, vor zwei Jahren schnöde zum leiblichen Vater geschickt, der sich nicht als Monster aufspielt und jene Erziehung am besten empfindet und zu praktizieren versucht, die am wenigsten zu spüren ist; und auch die stets heitere Kindsmutter Antoinette aus Manchioneal, zu Recht *Sunny*, genannt, war nur zu froh gewesen, die Bürde der Aufzucht ihres Sohnes Robert Nesta mir, dem Vater, und seinem Verwandten zu überlassen; und selbst Glenda

Watson, eine verflossene Liebe aus Kingston, die sich (von einer jungen Frohnatur) in eine gesetzte Betschwester verwandelt hatte, verheiratete und praktizierende Christin, empfand es als Wohltat, das »Kind der Sünde«, diesen einzigen Ausrutscher, der frommen Gemeinde aus den Augen schicken zu können: Sarah Rachel Deborah Fraser wurde im vorigen Monat elf und erhielt, wie alle, eine rauschende Geburtstagsfeier im Yard ihres Vaters, zu dem sie Vertrauen entwickeln konnte, weil sie sich geliebt fand, auch von den Geschwistern, wie vom Himmel gefallen, die sie nach dem Motto: Je mehr Frasers, desto besser, nur zu gern in ihre Reihen aufnahmen. Unsere Fahrt sollte auch zum jüngsten Sohn führen, Garnet Peter, von meiner ehemaligen Sekretärin in Bath, St. Thomas, empfangen und in Trelawny zur Welt gebracht, wo alle Straßen enden, im wilden und schönen Bezirk »Look Behind«.

Denn die Rotröcke mußten auch im Hinterkopf Augen haben, wenn sie im Krieg gegen die Maroons überleben wollten. Schauten sie aber über die Schulter nach hinten, konnte es sein, daß der Angriff von vorn stattfand oder von den Seiten, wenn sich herausstellte, daß die Büsche und Bäume um die Briten herum nicht Büsche und Bäume waren, sondern Guerilleros, gut getarnt mit Laubwerk. Ein wandernder Wald, der sich zollweise fortbewegt, nicht wie Birnams Wald in Shakespeares *Macbeth*. Unmerklich. Und Äste und Laub wurden Arme und Hände. Und in den Händen befanden sich auf beiden Seiten bestens geschliffene, rasierklingenscharfe Macheten. Und die hießen: Tod. Denn die Briten waren Herrscher in der Fremde. Herrscher sind es immer und überall. Nie sind sie bei sich und bei Sinnen und sicher.

Siebzehnhundertneununddreißig, am fünften Januar, hatte diese Guerilla aus ehemaligen Sklaven eine Weltmacht, die größte ihrer Zeit, Großbritannien, in die Knie gezwungen: Ein Vertrag wurde abgeschlossen, der den Rebellen im Cockpit Country im Westen und im Rio Grande-Tal, in den Blue Mountains im Osten Freiheit und Autonomie zusagte. Bis auf den heutigen Tag.

So nahmen wir Abschied. Lautstark und fröhlich.

I feel so high,
I even touch the sky
Above the falling rain.
Bob Marley

6

Vorbei an unserer winzigen Postagentur, vorbei an Bibsys und Fannys Yard, wo wir jedes Mal, wenn gebacken wird, Toto und heißen Pudding aus Süßkartoffeln kaufen, vorbei an der aus Gemeindespenden errichteten Vorschule und dem Community Notice Board; vorbei an Powells Bretterbude, in der seine Töchter an den Wochenenden abends gebratene Hühnchen verkaufen und vor der dann Muster seiner mit Schnitzereien versehenen, bemalten und lasierten afrikanischen Stühle stehen; vorbei an White's Bar mit angrenzender Tanzdiele, in der wir uns jede Samstagnacht mit Old Hits, Rum und Domino amüsieren; vorbei an Cunninghams Veranda, auf der er seine Schaukelstühle aus Zedernholz für groß und klein ausstellt; vorbei an all den Yards, in denen sich stets Gemüse- und Yamsbeete befinden, Brotfruchtbäume, Plantain- und Bananenstauden, vorbei an den Hecken aus Wunderstrauch, Weihnachtssternen, Hibiskus, Katzenschwanz, Josephscoat und Korallenstrauch, vorbei an all diesen Yards, die wenigstens einen ihrer Familienangehörigen exportiert haben, sich mit dessen Überweisungen am Leben halten zu können; vorbei an Mrs. Attleys gepflegtem Hof und Haus, in dem sie seit dreißig Jahren versucht, junge Mädchen dafür zu gewinnen, zu lernen, wie man aus all den Früchten und Beeren der Insel Wein macht; vorbei an der wellblechgedeckten Bretterkirche der Adventisten des Siebten Tages, an Webleys Laden mit Klempner- und Baubedarf; vorbei an der Sekundarschule, dem konischen Aussichtsturm aus behauenen Steinen, von dem aus früher die Feinde erspäht wurden, Freibeuter oder französische Invasionsflotten, und von dessen Keller aus ein Geheimgang zu versteckten Höhle am Ufer des Meeres führt; vorbei an der Kokospalmplantage der Witwe von Erroll Flynn; vorbei am Anwesen unserer Friedensrichterin, die so viel über die Geschichte unserer Gegend und des Parishs zu erzählen weiß; vorbei an der Fair Prospect Primary School, die Prento und ich einst besucht haben; über die hohe Brücke über den Priestmann's River; vorbei an der Polizeiwache in Castle in Weiß und Blau mit ihrem gepflegten Rasen, von gekälkten Steinen umsäumt; vorbei am kleinen Postgebäude; vorbei, Meile um Meile, an Mrs. Flynns Weideland, auf dem braune Rinder grasen, gesprenkelt mit dem Weiß der Kuhreiher; hinunter ins Tal von Boston mit seinen Ständen und Buden der Jerkpork-Verkäufer, vorbei an seiner kleinen, halbkreisförmigen Badebucht, geschützt von Riffen; vorbei an Fairy Hill, wo einst meine Babymother Kenisha wohnte; vorbei an Zion Hill; vorbei an dem Schild, das die Straße weist zu den Nonsuch-Höhlen und dem Botanischen Garten, vorbei an Dragon Bay und der Blauen Lagune, der kobaltblauen Schönheit; vorbei an Goblin Hill und dem flachen Strand von San San; vorbei am idyllischen, baumbewachsenen Monkey Island, vorbei an den Hinweisschildern für die Villen der Reichen und Superreichen in den Hügeln zur Linken, an ihrem gepflegten Golfplatz vorbei; und hier, fast nur hier, klappert und rattert unser Geländewagen nicht: Hier ist die Straße in einwandfreiem Zustand, bis sie wieder, kaum erreichen wir den Rand des Dorfes Drapers, in dem einfache Menschen wohnen, von den großen Pockennarben der Schlaglöcher gezeichnet ist und sich verengt; vorbei an der Gesamtschule, dem Palace Hotel mit seinen kitschigen und daher von den Yankees bewunderten Fassaden und Säulen, vorbei am mächtigen Palisanderbaum; vorbei an der Kurve, der ein Bus der Firma Chin über die Klippen stürzte und die seither Chin's Corner heißt; vorbei am Mangrovensumpf, über das Brückchen, das über den Turtle Crawl River führt; zur Rechten nun eine flache Bucht, abgegrenzt von einem flachen Mäuerchen, das am Scheitel der Kurve eine Lücke aufweist: Hier stürzte ein Bus der Firma Shade ins Meer, und so heißt die Stelle folgerichtig Shade's Corner; vorbei an der weißgestrichenen Burg im deutschen Stil mit ihren Erkerchen und Türmchen und ihren Markisen über putzigen Fensterchen und der gewaltigen Treppe, die bis zum Wasser führt; vorbei am eleganten Trident Hotel, in dem Portlands Umweltschützer einmal im Monat tagen; vorbei an der Siedlung des National Housing Trust mit ihren winzigen Häuschen; zur Rechten dann der Blick auf den rotweißen Leuchtturm auf der Folly-Halbinsel; und dann der über den östlichen Teil von Port Antonio, den Hafen, die Halbinsel Titchfield, die vorgelagerte grüne Navy Island, begrenzt am Horizont, der gemalten Hinterbühne eines schön kitschigen Bühnenbildes gleich, das Panorama der Blue Mountains, deren Wipfel oft in den Wolken, die nun, als wir uns der Stadt nähern, dramatisch aufreißen und wie ein grandioser Theatervorhang, der lautlos aufgeht, den Blick auf die grünbewachsenen Berge freigibt; die ordentlich asphaltierte Straße nach Port Antonio hinein, über zwei Flüsse; vorbei am Osthafen, der Telefongesellschaft, der großen anglikanischen Kirche aus großen, behauenen Sandsteinen; durch den Ortskern und hinaus!, durch die von Königspalmen gesäumte Avenue; am Westhafen vorbei, die Hügel hoch mit Blick auf ihn, Navy Island und den anderen Teil der Stadt, wieder mit dem Panoramablick der Blauen Berge, als habe sich eine riesige Drehbühne um ihre Achse gedreht.

 Und dann haben wir den Osten Portlands verlassen.

Dann sind wir in der *Fremde*. Oder ihrem noch vertrauten Anfang. Hier sprechen sie einen etwas anderen Dialekt. Hier sind die Farmer in den Hügeln und Bergen links der Nationalstraße etwas fleißiger und erfolgreicher. Hier bauen sie Bananen nicht nur für den Eigenverbrauch an, sondern auch für den Export – und ständig donnern Lastkraftwagen, Bananenkisten auf der Ladefläche, von Planen bedeckt, von Osten und Westen her auf den Verladekai im Westhafen der Hauptstadt von Portland zu. Vorbei an den nur vom Meer aus sichtbaren Klippen von Snow Hill; über die Stahlkonstruktion der Brücke über die mächtige Mündung des Rio Grande, vorbei an den Somerset-Wasserfällen und durch Hope Bay, und dann windet sich die Straße den ausgestorbenen Vulkan des Black Hill hoch; von seiner Kuppe aus ein grandioser Blick über die Karibik, heute gar bis Port Maria, und dann wieder hinunter und durch Orange Bay, vorbei an den Hinweisschildern für Crystal Springs mit seinen Orchideen und Fischteichen und der Freilichtbühne mit dem Blick auf die Berge, wo ab und an die besten Reggae-, Kalypso- und Jazzkonzerte Portlands stattfinden.

In Buff Bay parkten wir unsere Wagen, stiegen aus, machten Kniebeugen und Freiübungen und daraufhin: Rast.

Wir betraten die gepflegte Cafeteria, bestellten Plantain-Blätterteigteilchen, Gizzadas und Coconutbrot, vier frische Säfte und Kaffee, zahlten und nahmen unseren Imbiß auf die an der Straße gelegene, überdachte Veranda mit, wo wir uns an zwei Tische mit geschwungenen, schmiedeeisernen Füßen mit Blick auf die Hauptstraße setzten. Aus der Schule gegenüber strömten Mädchen und Jungen in ihren Uniformen aus dem Schulhof und auf den Bürgersteig. Eine Politesse in weißer Schürze hob ein auf einer Stange befindliches Schild, wartete, bis die Autos zum Stehen kamen, und leitete die Schüler beim

Überqueren der Straße auf einem Zebrastreifen. Ein Pouibaum mit seinen vollen, gelb strahlenden Blüten. Schräg gegenüber eine Kirche aus behauenen weißen Steinen, daneben ein Glockenturm. Ein kleiner, bunt angestrichener Verkaufsstand in den Rastafarben Rot, Gelb und Grün, mit der Aufschrift JAH LOVE.
Fast untergehend im Strom der Schüler vier weiße, fette, von Sonnenbrand geplagte, Strohhüte tragende Touristen, zwei US-amerikanische Männer und zwei ältere, formlose Frauen mit violett getönten Haaren, im Vorbeigehen: »This place has great icecream, Honey!«
Vor der Kirche ein jetzt kahler Flammenbaum, dessen Äste, an denen die langen Samenkapseln hingen, nahezu über die gesamte Straßenbreite reichten.
Wir haben Zeit.
Wir strecken die Füße aus.
Wir beobachten das Treiben um uns herum. Schweigend.
Wir waren langsam, vorsichtig und defensiv gefahren – kein Unfall sollte unser Vorhaben unmöglich machen, und wir kennen unsere Landsleute, deren Fahrstil eine der höchsten Unfallraten der Welt nach sich zieht –; nur dort, wo die Straße breit, gut ausgebaut und übersichtlich war, den Fuß aufs Gaspedal, die versteckte Kraft aus den großen, dazu noch getuneten Motoren zu holen. Wir genießen den Fahrtwind und reden miteinander.
Aber in Buff Bay blieb ich stumm. Immer wieder gingen mir Valeries Sätze durch den Kopf.
Prento hob fragend seinen Kopf. Ich zuckte die Achseln. Nichts, mein Bester, nichts. Vielleicht könnte ich später mit ihm darüber reden. Jetzt nicht, hier nicht.
Wie wundervoll war Valeries und mein Liebesleben in Windsor Forest gewesen, all die Zeit, wie aufregend und ausschweifend!

Deshalb!
Daher!
Ich hatte es wissen müssen: Die Periode kam pünktlich auf den Tag, all die Monate. Und Valerie hatte, ich erinnerte mich nur zu gut daran, den Kopf geschüttelt, die Haare schön in *Cane-rows* gelegt, hatte gelacht mit blitzenden Zähnen und die Kondome der besseren Güteklasse im untersten Fach der Wäschekommode aus polierter Zeder versenkt ...
Deshalb!
Daher!
Und ich konnte ihr nichts vorwerfen. Sie hatte recht. Von ihrem Standpunkt aus. Ich konnte sie gut verstehen. Aber wie konnte sie mir das nur antun? Weiber!
Am Ortsausgang von St. Margaret's Bay, wo die Straße eben und gut wird, hatte sie den Kopf auf meinen Schoß gelegt, den Schlitz geöffnet, das verschrumpelte Vögelchen freigelegt und sanft geblasen. Es tat gut. Kein Gegenverkehr, vierzig oder fünfzig Yards vor uns Prentos Geländewagen in gemütlichem Tempo. Es tat zu gut.
»Hör auf!« lachte ich. »Ich fahre noch gegen einen Baum.«
»Hier steht kein Baum«, kicherte Valerie.
»Dann landen wir im Straßengraben.«
»Na, und?« Sie fuhr mit der Zungenspitze unter den Rand der zurückgeschobenen Vorhaut.
Ich versuchte, nicht nachzugeben. Schwer das, verdammt!
»Ruffneck«, flüsterte sie zwischen den zärtlichen Strichen. »Ich muß dir was sagen.«
»Huh?« machte ich. Und nach einer Pause, aus dem Genuß geschreckt:
»Und was?«
»Ich habe mich in New York sterilisieren lassen«, flüsterte sie und blies in G-Dur.
Ich brauchte lange, den Sinn des Satzes zu begreifen. Trat auf die Bremse. Langte herunter und befreite

meinen Schwanz aus der zärtlichen Folter. Valerie setzte sich aufrecht.
»Was?« fragte ich dumm.
»Ich habe mich in New York sterilisieren lassen«, wiederholte sie. Sie sah mich nicht an und zündete sich eine Zigarette an. Das tut sie nur, wenn sie nervös oder wütend ist.
»Ich bin jetzt fast fünfunddreißig«, begann sie nach einer Weile stummen Rauchens.
Mit einer Geste bat ich sie um die Zigarette. Sie steckte sie mir zwischen die Lippen und sich eine neue an.
»Ich habe vier Kinder. Das reicht! Mit sechzehn hab ich Robert gekriegt. Darauf durfte ich nicht weiter zur High School gehen. Ein Jahr später kam Kenton. Ich war damals jung, naiv und dumm. Neunundsiebzig machten wir Noris. Du bist der einzige Kindsvater, der sein Kind und meine Kinder unterstützt. Ich hab dich anfangs daher für dumm gehalten. Dann Lara, einundachtzig. Im gleichen Jahr gebar dir Kenisha – du wirst deine Gründe gehabt haben – Rodney ...« Sie schwieg nachdenklich. »Jetzt, die ganze Zeit, in der ich dich mit all unseren Pickneys gesehen habe, ist mir erst recht klar geworden, daß ich richtig gehandelt habe. Du willst Kinder wie Sand am Meer, Jamaika zu Fraser Island machen, und ich wollte und will keine mehr. Es reicht.« Sie warf die Zigarettenkippe aus dem Fenster.
Sie verletzte mich, das wußte ich und fragte mich, wann und wie ich sie verletzt haben könnte. Mir fiel nichts ein.
»Ich beklage mich nicht. Mit all der Fürsorge durch unsere Familien ist es recht einfach, mit dieser Schar zu leben. Zudem sind die größeren Kinder schon eine große Hilfe und sorgen sich wie wir um die Kleineren.«
»Und?« fragte ich heiser.
 »Ich bin jetzt fast fünfunddreißig, und mir reichen

die vier eignen Kinder. Ich habe keine Lust auf weitere Schwangerschaften, keine Lust auf weitere Untersuchungen in der Klinik, keine Lust auf Kreißsaal und Stillen und Arschabputzen und Windelnwaschen und jede Mitternacht aus dem Schlaf-Fahren, einem weiteren plärrenden Säugling die Brust oder Flasche zu geben …«

»Aber …«, setzte ich an.

»Ich weiß, was du sagen willst«, unterbrach mich Valerie ruhig. »Daß es jetzt anders ist. Daß du mir viel von dem Scheiß abnehmen würdest …«

»Wenn unsere Angelegenheit in Trelawny zuende ist«, fuhr ich fort, »haben wir genügend Geld für drei weitere Kinder und, vielleicht, eine ganztägig arbeitende Hausangestellte. Und ich kann all die Zeit in Windsor Forest verbringen. Nicht wie damals, als ich dich allein gelassen habe und glaubte, mit guten Unterhaltszahlungen wäre der Fall für mich erledigt.«

»Ich weiß«, erwiderte Valerie freundlich. »Aber ich weiß noch immer nicht, warum dir an einer so großen Kinderzahl gelegen ist …«

»Wir haben oft darüber gesprochen«, widersprach ich.

»Ja«, erwiderte sie. »Mein Interesse habe ich abgesteckt. Ich habe gehandelt.«

»Allein«, sagte ich bitter. »Ohne mit mir darüber geredet zu haben.«

»Ich habe nur«, sagte sie und betonte das letzte Wort ironisch, »ein für alle Mal meine Interessen abgesteckt, ohne dich zu verletzen. Du kannst so viele *Outside-Pickneys* haben, wie du willst. Aber ich bin seither viel gelöster und entspannter …«

»Das hab ich gemerkt«, meinte ich und versuchte, den Worten einen ironischen Unterton zu geben. »Das hab ich gemerkt! Und ich dachte die ganze Zeit …«

»Ich weiß schon, was du gedacht hast«, lachte Valerie. »Wir haben ja auch alles Mögliche ausprobiert.

Es war fantastisch, was du dir hast einfallen lassen, mir noch ein Kind anzudrehen. Ich hab es sehr genossen, Liebster.«
Ich war sprachlos und schwieg beleidigt.
»Ich möchte auch, daß das so weitergeht bis ins hohe Alter, Ruffie«, sagte sie mit ironischem Drohton. »Aber du mußt ein für alle Mal kapieren, daß Sex, auch guter Sex, fantastischer Sex nichts mit Kinderkriegen zu tun hat!«
»Dein Aufenthalt in den Vereinigten Staaten hat dich auf die komischsten Ansichten gebracht«, sagte ich nach einer Weile bitter.
»Kann sein«, meinte Valerie leichthin. »Kann sein. Reisen bildet. Jedenfalls habe ich begriffen, daß unsere jamaikanische Umgangsweise mit Sex und Zeugung nicht unbedingt die beste und richtigste zu sein braucht.«
Sie sah mich von der Seite her lächelnd an, senkte den Blick, lachte kurz auf und zog den Reißverschluß meiner Hose hoch.
»Den Nachtisch gibt es später, Ruffie.«
Ich schwieg verbittert und trat auf das Gaspedal.
Valerie schaute aus dem Seitenfenster. Mit einem kurzen Blick sah ich, wie sich ein Lächeln um ihre schönen vollen Lippen breit machte.
»Garnet Peter ist jetzt anderthalb«, lachte sie nach einer Weile. »Und Donna möchte nicht, daß er als Einzelkind groß wird. Two is better than too many«, zitierte sie das Motto des Familienplanungsverbandes. »Donna wartet auf dich.«
Da mußte ich doch kichern.
»Nicht schon wieder!« rief ich mit gespielter Ungehaltenheit.
»Wieso denn nicht? Ein Mann wie du muß doch zu seinem Glück gezwungen werden.«
Das machte mich sprachlos. Bis Buff Bay.
Die vier fetten Amis kamen aus der Cafeteria und watschelten an uns vorbei.

»This place has great icecream, indeed, Honey«, trompetete der kleinere und dickere der beiden Männer.
Ich mußte lachen.
Valerie legte mir die Hand aufs Knie, zwinkerte mir zu und fuhr, mit ihrer schönen, sinnlichen Zungenspitze über die Oberlippe.
»Du Aaas!« sagte ich und küßte sie. Es wurde mir leichter.

We gonna chase those crazy
Chase those crazy baldheads
Out of town.
Bob Marley

7

In weichem, großen Bogen führt die Straße durch Windsor Castle. Dort die Schilder der Umweltschutzorganisation von Portland, THANK YOU, PEPA. Ein ironischer Dank wohl dafür, daß fast nirgends in unserem Land die Müllabfuhr funktioniert; daß Bauxitgesellschaften tonnenweise Schwefelsäure durch die Schornsteine in die Luft blasen; Dank dafür, daß kein Polizist die Einhaltung der Gesetze zum Schutze der Umwelt erzwingt, daß auch aus Streifenwagen munter Tetrapackschachteln geworfen werden; Dank dafür, daß an den Uferbänken des Rio Grande die blauen Plastiksäcke, die zum schnellen Reifen der Bananenbüschel verwendet werden, von Touristen auf Bambusflößen bewundert werden können; Dank dafür, daß Kaffeepflanzer, den schnellen Gewinn im Auge, die Hänge der Berge abholzen, die Stauden mit Hühnerscheiße düngen und mit Herbiziden, Fungiziden und Pestiziden sprühen lassen, so daß der erste Regen diese bunte Mischung in die Flüsse Westportlands schwemmt, die Fische und Menschen zu vergiften; Dank dafür, daß durch die einfallslose und korrupte Politik der Regierungen das Nahverkehrssystem zusammengebrochen ist und immer mehr Kraftfahrzeuge, die verbleites Benzin verbrauchen, importiert werden; daß die Nationalen Wasserwerke sämtliche Abwässer ungereinigt in den Hafen von Kingston fließen lassen ...
Das nächste Schild, gesponsort von einer großen Firma, kündet davon, daß wir endgültig in der Fremde

angekommen waren: WELCOME TO ST. MARY. Sind wir willkommen? Und warum? Ich traue diesem Willkommen nicht. Es gilt nicht uns, sondern den Brieftaschen der Touristen.
Und wenn du mich mit verbundenen Augen vom Hubschrauber aus nach der Grenze zwischen den beiden Parishs absetzen würdest, die Binde daraufhin abnähmst und mich raten ließest, ich wüßte sofort, daß wir nicht mehr in Portland sind: Die Vegetation hat sich verändert; Buschwerk, Sträucher und Bäume wachsen hier nicht mehr so grün, tropisch und geil. Aber wie dort ist die Nationalstraße, wo keine großen Hotels, keine Sommerresidenzen der Reichen angesiedelt sind, voll von tiefen Schlaglöchern und Verwerfungen. Da werden selbst die kürzesten Strekken anstrengend.
Ich sah Prentos Wagen vor mir vorsichtig um eine steile Linkskurve einen Hügel hinauf steuern, schaltete in den zweiten Gang hinunter und folgte ihm, soweit links wie möglich fahrend.
Da hörte ich diese beiden Geräusche gleichzeitig: Das gellende Röhren riesiger Hupen und das Pfeifen riesiger Räder auf Asphalt, und sah dann auch schon den chromschimmernden enormen Kühler eines roten Sattelschleppers, vielleicht fünfzehn Yards entfernt, nahezu schräg über mir, auf meiner Fahrspur! Mein Herzschlag beschleunigte, ich spürte den Adrenalinstoß in der Magengrube, tippte mehrfach kurz auf die Bremse, riß das Steuerrad herum, lenkte den Landrover im letzten Augenblick, die linken Räder auf der Böschung, an dem Ungetüm, das wie eine Rakete an uns vorbeischoß, entlang, schleuderte zurück auf die Fahrbahn, stieg gleichzeitig auf Bremsund Gaspedal, sodaß der Geländewagen sich um einhundertachtzig Grad drehte, betätigte die Hupe und folgte dem Sattelschlepper mit größter Geschwindigkeit. Eine Steilkurve zwang dessen Fahrer, die Luftbremse zu betätigen und zwei Gänge runter-

zuschalten. Ich setzte meinen Wagen auf die Überholspur und ließ den Finger nicht von der Hupe, lehnte mich aus dem Fenster, um besser sehen zu können und erblickte dann das konsternierte Gesicht des Fahrers im riesigen Außenspiegel seines Gefährts. Ich zeigte ihm den erigierten Mittelfinger der Rechten. Ich *disrespektierte*, beleidigte ihn vorsätzlich. Schleudernd brachte er das riesige Gefährt zum Stehen und blockierte die Straße. Der Fahrer mußte betrunken sein. Ich lenkte den Rover an den rechten Fahrbahnrand, brachte ihn zum Stehen, zog die Handbremse an, ließ den Motor aber laufen und flüsterte: »Die Stange des Wagenhebers, schnell!«
Valerie war grau im Gesicht geworden. Sie atmete schnell und starrte mich verständnislos an.
»Unter deinem Sitz, schnell, die Stange des Wagenhebers!«
Sie hob das Gesäß, klappte den Deckel unter dem Lederkissen hoch, der die eingelassene Werkzeugkiste verschließt, griff unter sich, bewegte den Arm hin und her, blickte mich kurz und triumphierend an. Dies Manöver hatten wir des öfteren geübt, uns, etwa in Downtown Kingston, im Notfall wehren zu können, wenn es jemandem einfallen sollte, uns ausrauben zu wollen.
Das war auch Zeit. Der Fahrer, ein bulliger, dunkelbrauner Mann in blauem Overall, mit Baseballmütze und schweren Stiefeln, hatte die Fahrertür geöffnet, war aufs Trittbrett gestiegen und war von dort schwerfällig auf den Asphalt gesprungen. Er rief etwas über seine Schulter.
Sein Beifahrer, ein kleiner Inder mit schmutziggelbem T-Shirt und in Khakihosen schoß um den Kühler des Sattelschleppers herum, grinste, entblößte dabei Lükken in den oberen Schneidezähnen, ließ verächtlich den linken Arm emporschnellen, wobei er in unsere Richtung sah, sagte etwas zu seinem Kollegen und drückte ihm einen riesigen Schraubenschlüssel in die Hand.

Ich stieg aus, ließ die Tür offen stehen, ging um meinen Wagen herum, wobei ich die beiden nicht aus den Augen ließ, und stellte mich breitbeinig vor die Beifahrertür. Ich hörte Valerie heftig durch die Nase atmen. Eine leichte Brise ging. Die starke Sonne wurde durch dichtes Laubwerk über uns gefiltert.
Der Fahrer schien zu überlegen, wie er mich am besten beleidigen konnte. Ich kam ihm zuvor.
»Du *Bumbo-Claat*-Scheißhaus hast deinen Führerschein wohl bei einer Tombola im Irrenhaus gewonnen? Kannst du nicht auf deiner Fahrspur bleiben, vor Kurven am Hügel runterschalten und dabei kurz hupen? Du verfaultes Rattengesicht gehörst nicht auf einen Fahrersitz, sondern in eine Gummizelle. Nein, ein *Road-Hog* wie du sollte seinen Schweinestall nur verlassen, um im Schlachthaus zu landen.«
Ich sah, wie der Kerl die Zähne zusammenbiß. Er gab sich einen Ruck und schritt energisch auf mich zu, den schweren Schraubenschlüssel locker in der Rechten.
»Mach ihn platt, Georgie, schlag ihm die Zähne in seiner Kodderschnauze ein!« brüllte der Beifahrer und trappelte auf der Stelle. Er freute sich. Er sah mein Gesicht wohl schon zermatscht.
»Jetzt!« zischte ich. »Schnell! Jetzt!«
Ich winkelte den rechten Arm an und legte die Hand auf die Schulter. Ich spürte, wie Valerie mir vorsichtig die Eisenstange in die Handfläche legte und sorgsam ausbalancierte. Ich schloß die Finger um das warme Eisen und ging drei Schritte auf den Fahrer zu. Er konnte nicht sehen, daß ich etwas in der Hand hielt und mußte wohl denken, mein angewinkelter Arm signalisiere eine Drohgeste einer ihm unbekannten Kampfsportart.
Er stellte sich breitbeinig vor mich, grinste und hob langsam und bedeutungsvoll den Schraubenschlüssel.
Ich verlagerte mein Gewicht auf das linke Standbein,

ging etwas in die Hocke, stabil zu stehen, hob das rechte Bein ein wenig an, winkelte es im Knie und schlug ihm die Eisenstange, knapp am Gesicht vorbei, mit aller Kraft schräg vor die rechte Schulter. Der zunächst dumpf klingende Schlag verwandelte sich in das Geräusch splitternder Knochen. Der Mann ließ den Schraubenschlüssel fallen, beugte den Oberkörper nach vorn, atmete pfeifend aus und schrie infernalisch auf. Immer noch schreiend preßte er seine Linke auf die rechte Schulter, beugte sich tiefer, winkelte die Beine an und sank auf die Knie.

Ich schenkte ihm keine Beachtung mehr, schnappte mir im Vorbeilaufen sein Werkzeug und lief langsam auf den Beifahrer zu. Dessen Augen waren groß und rund in ungläubigem Entsetzen, seine Zungenspitze erschien zwei Mal in einem Mundwinkel. Sein Blick wurde panisch. Blitzschnell drehte er sich um und wieselte davon, an der Schnauze des schräg die Straße versperrenden Sattelschleppers vorbei. Buschwerk raschelte. Dann war der Mann nicht mehr zu sehen. Ich drehte mich halb um. Der Fahrer lag, leise winselnd, auf dem Asphalt. Ich langte in meine hintere Hosentasche, holte das Klappmesser hervor, ließ die Klinge aufspringen und stellte mich neben der Fahrerkabine auf. Ich preßte die Messerspitze auf das Ventil des riesigen Vorderrades und ließ die Luft ab. Ich ging zum hinteren Teil der Zugmaschine und ließ auch dort die Luft ab. Dann stach ich, seltsamerweise erst jetzt richtig wütend geworden, in die anderen Reifen. Die des Sattelanhängers ließ ich intakt.

Es würde lange dauern, das riesige Gefährt, ich schätzte es auf etwa vierunddreißig Tonnen, wieder manövrierbereit zu machen.

Ohne dem immer noch winselnden Fahrer Beachtung zu schenken, ging ich auf meinen Geländewagen zu, fuhr an, wendete und lenkte ihn gemächlich in Richtung Westen.

 Eine Weile sagten wir nichts.

»Du hättest ihm ja nicht gleich das Schlüsselbein zerschmettern müssen«, meinte Valerie dann in gespielter Entrüstung.
»Hätte ich es nicht getan, er hätte mir den Schädel eingeschlagen«, erwiderte ich. »Und so sechs bis acht Wochen, mindestens, gibt es einen Verkehrsrowdy weniger auf den Straßen ... Zunächst läßt unsere lausige Regierung das Eisenbahnnetz verkommen, um es dann stillzulegen, erlaubt eine korrupte und unfähige Bürokratie Lastkraftwagen und Sattelschlepper, die viel zu groß und schwer sind für unsere Straßen, und dann kauft so ein analphabetischer, potentieller Mörder, der keine Ahnung von der Straßenverkehrsordnung hat, seinen Führerschein für alle Klassen von einem bestechlichen Traffic-Officer.«
»Und was wird er sagen, wenn die Polizei auftaucht?«
»Nichts. Verlaß dich drauf. Ich schätze, sein Beifahrer wird versuchen, ihn per Anhalter zum nächsten Krankenhaus zu bringen und den Chef zu informieren. Soll der doch sehen, wie er seinen Sattelschlepper von der Stelle kriegt ... Kerle wie die«, fuhr ich nach einer kurzen Pause fort, »fühlen sich doch nur stark, wenn sie eine Zwanzigtonnenrakete mit zweihundert Pferdestärken lenken können. Nein, der geht nicht zur Polizei. Der weiß, daß er doppelt im Unrecht war. Und an der Art, wie ich ihn ein wenig rauh behandelt habe, daß ich ein Don bin.«
Valerie kicherte.
»Don«, wiederholte sie und machte mit der Zunge an den oberen Schneidezähnen das küssende Geräusch der Mißachtung.
»Ja, weißt du das denn nicht?« frotzelte ich.
»Wenn du ein Don bist, bin ich ja die Donna.«
»Nein, du bist meine Frau und große Liebe. Und Donna ...«
»Ist Nummer Zwo«, lachte Valerie. Dann wurde sie ernst.

»Dies ist das erste Mal in all den Jahren, daß ich dich in Killerstimmung erlebt habe«, sagte sie nach einer Weile, sehr nachdenklich aussehend.

»In der bin ich auch selten«, erwiderte ich. »Ich glaube, ich habe an dem Scheißkerl abgelassen, was ich an Frustration seit deinem ... Geständnis, keine Kinder mehr kriegen zu können, aufgespeichert habe.«

Sie sah mich schnell von der Seite an.

»Da kann ich ja froh sein, daß ich nicht das Opfer deines Frustes geworden bin, wenn ich auch der Auslöser war«, sagte sie nach einer langen Pause so leichthin wie möglich.

»Unsinn«, widersprach ich. »Zeit meines Lebens habe ich es bislang geschafft, Freunde und Feinde, Geliebte und Gegner auseinanderzuhalten. Das hat Uncle Albert mich gelehrt. Und ich bin froh, daß ich nicht ein einziges Mal von dieser Haltung abgekommen bin ... Dies Land«, fuhr ich fort, »ist voll von Leuten, die ihre Ängste, ihre Ohnmacht, ihre Frustrationen, ihr Elend, ihre Hoffnungslosigkeit an den falschen Menschen ablassen. Schon zu lange befinden wir uns in der Phase des Bruder- und Schwestermords. Die Massaker, die von den Opfern des Systems – Peter Tosh nennt es zu Recht *Shitstem* – untereinander angerichtet werden, gehören zu den schrecklichsten Geschehnissen unserer Geschichte. Ich wünschte – glaube aber nicht mehr so richtig daran –, die allgemeine Wut würde sich einmal den richtigen Feind aussuchen, so wie es Frantz Fanon beschrieben hat. Aber selbst dann müssen wir einen Plan haben, ein Konzept. Denn die Armut schafft man nicht ab, indem man dem Premierminister eine Knarre an den Kopf hält, wie *Mighty Sparrow* so richtig in seinem Kalypso über den Putschversuch der Black Muslims in Trinidad singt.«

»Ach was«, erwiderte Valerie nach einer Weile. »Unsere Situation ist nicht ganz so verfahren. Vielleicht

lernen wir doch noch etwas und versuchen ein neues Beginnen.«
Sich der Doppelbedeutung ihres letzten Satzes innewerdend, beugte sie sich zu mir, legte den Arm um meine Schultern, rückte näher, gab mir einen Kuß auf die Wange, kuschelte sich an mich und sagte mit einem tiefen Seufzer: »Lawwwwd, Ruffie, ich habe es nicht für möglich gehalten, daß man nach so viel Jahren miteinander vertrauter werden kann. Und nicht: Feind.«
Ich schluckte. Erwiderte nichts. Warum auch? Sie mußte es auch so wissen.
Nach einer Weile spürte ich, wie ihr Körper zitterte. Der Mund wurde mir trocken. Herr-im-Himmel, dachte ich, hab ich sie schon wieder verletzt?
Aber da rückte Valerie leicht von mir ab, ich wagte einen kurzen Blick zur Seite und bekam mit, daß sie statt dessen lachte. Ich habe von Frauen wirklich keine Ahnung.
»Ruffie«, kicherte sie, »Honigkuchen, Zuckertörtchen, Loverbwuoy, willst du nicht jetzt doch deinen ... Nachtisch? Ich glaub, du hast ihn dir verdient. Er wird dir gut tun. Er baut Aggressionen und Spannungen aller Art ab. Und die Straße ist so schön blokkiert: Kein LKW-Fahrer kann überholen, das Unaussprechliche sehen.«
Sie lachte laut auf.
Ich war froh, des Landrovers von Prento ansichtig zu werden, der am Straßenrand parkte, froh, daß Valerie zumindest nun meine Schwäche nicht ausnutzen konnte, die sie als Frau nur zu gut kennt und wir Männer uns selten zugeben können.
Und als habe sie meine Gedanken verraten, sagte sie leise: »Es kann Stärke bedeuten, wenn wir unsere Schwächen zugeben.«
Ich verstand sie nicht. Ich fragte aber nicht nach. Frauen sind rätselhafte Wesen. Manchmal leben sie auf einem anderen Erdball. Ich lenkte unseren Wagen

an den Straßenrand. Wir blieben in ihm sitzen. Latoya und Prento waren nicht zu sehen. Sie waren wohl miteinander beschäftigt. Ich erkannte meinen alten Freund nicht wieder.
Ich baute einen Spliff. Wir rauchten ihn, gelöst nebeneinander sitzend, vertraten uns dann die Beine und warteten auf das andere Liebespaar. Als es nach einer längeren Zeit auftauchte, erzählte Valerie kurz von unserem Zwischenfall mit dem Road-Hog.
»*Wicked*!« rief Latoya.
Prento lachte. »Wenn das Ohr nicht hören kann, zahlt der Arsch. Gut gemacht.«
»Das war doch gar nichts«, erwiderte ich bescheiden. »Ihr habt euch ein gutes Essen verdient. Ich lad euch ein. Geht auf Spesen. Worauf habt ihr Appetit? In Ochi können wir zum Mexikaner gehen ...«
»Ne, ne«, widersprach Latoya. »Ich kenne ein gutes Restaurant unterhalb der *Enchanted Gardens*. Da hat man einen herrlichen Blick auf die Stadt. Italiener!«
Wir stimmten zu. Gut gelaunt und in aller Ruhe setzten wir die Reise fort.
Als wir über die Brücke in Port Maria fuhren, sagte ich so angelegentlich wie möglich, ohne Valerie dabei anzusehen: »Hinter Oracabessa, so etwa auf der Höhe von Boscobel, fängt, soweit ich mich erinnern kann, die Straße an, gut zu werden. Das haben wir dem Massentourismus zu verdanken. Wenn ich vielleicht dort meine Vorspeise kriegen könnte ...?«
»Vorspeise?« Valerie schrak verständnislos aus langem Sinnen hoch. »Oh. Ja. Nicht Nachspeise. Eher ein Appetitanreger, hm? Du ... Nimmersatt.«
»Selbst einer«, erwiderte ich trocken. Wir lachten. Wir verstanden einander. Wenigstens jetzt. Aber nie würde ich zugeben, daß ich glücklich bin: Dann werden die Gespenster neidisch.

Don't cut down the collie-tree
'cause it mek de best tea for me.
Black Uhuru

8

Hier, am Ortseingang von Duncans, links der Nationalstraße, lädt ein großes Schild den Reisenden ein, anzuhalten und Rast zu machen. Wir waren schon wieder hungrig und kamen nur zu gern der Einladung nach, lenkten unsere Geländewagen auf den kiesbedeckten Parkplatz und gingen die Stufen zu dem halboffenen Restaurant hoch.

Jerk-Chicken hatte das Schild versprochen, und wir erkundigten uns nach dem Preis.

»Hundertsechzig«, sagte die Bedienung.

»Für ein halbes?« fragte Latoya.

»Ein Viertel«, erwiderte die Frau hinter dem Tresen.

»Die muß denken, wir sind so'n Haufen gottsverdammter Touristen«, wandte Latoya sich an uns.

»Sagen Sie, sprechen wir mit ausländischem Akzent?« fragte sie die Frau.

»Nein ... eigentlich nicht«, erwiderte diese nach einigem Zögern.

»Aber das Viertel ist groß ...«

»Zeigen Sie mal«, bat Prento freundlich.

Die Frau nahm unsere Bestellung für Getränke auf, holte die Flaschen aus der Tiefkühltruhe, öffnete sie, stellte sie vor uns auf den Tresen und verschwand durch die offne Küchentür.

»Ich rieche nichts«, sagte ich.

»Ja, hier riecht es nicht im geringsten nach Jerk-Chicken oder Jerk-Pork«, bestätigte Valerie und kraus-te die Nase.

»Dann werden die wohl eine Dose im Mikrowellenherd aufwärmen«, befürchtete Prento. »Ein Viertel-Hühnchen hundertsechzig Dollar ...! In Boston, wo es das zweitbeste Jerk der Welt gibt, kostet es siebzig.«

»Und wo gibt es das beste?« fragte Latoya.

»Bei Sir Pluggy in Black Rock«, riefen Prento und ich.

Wir wandten die Köpfe. Die Kellnerin trug ein Bastkörbchen auf der rechten Handfläche und stellte es vor uns auf den Tresen.

»Da«, sagte sie stolz.

Auf einer Papierserviette im Körbchen langweilten sich ein paar winzige Stücke ledrig aussehenden Hühnerfleisches.

»Das Rückgrat eines Rotfinken, der vor drei Wochen Selbstmord begannen hat«, stellte Prento fest, das Essen von Nahem inspizierend.

»Ein viertel Kolibri aus dem Ende des neunzehnten Jahrhunderts«, widersprach ich und langte in das Körbchen. »Sie gestatten doch, daß ich probiere«, wandte ich mich an die Kellnerin. Sie zog die Augen zusammen.

»Sehr interessant«, sagte ich nach einer Weile heftigen Kauens. Ich wendete den Brocken aus verbrannter Haut und furztrockenem Fleisch im Munde hin und her wie ein Weintester und spuckte ihn dann über das Geländer der Veranda auf den Parkplatz.

»Ein Stückchen Zwerggeier, der vor neunzig Jahren versucht haben muß, seine junge Brut vor einem Buschfeuer zu retten, und dabei in den Flammen umkam ...«

»*Rass*!« machte die Kellnerin.

»Absolut ungenießbar«, stellte ich abschließend fest.

»Nein, nein«, widersprach Prento, »für Yankees schon. Für hundertundsechzig Dollar ...« Er stand auf.

»Wenn du nach Rom kommst«, sinnierte Valerie, »mach's wie die Römer. In Trelawny sollten wir in

Asche gebackene Yams bestellen und nicht Jerk-Chicken.«
Ich deutete mit dem Kinn auf die Ting-Flaschen vor uns.
»Ich hoffe nur, daß Sie uns dafür nicht den Gegenwert eines französischen Champagners abnehmen.«
»Dreißig«, spie die Kellnerin.
»Zusammen?« fragte Latoya freundlich.
»Eins«, versetzte die Frau wütend. »Eins!«
»Bei uns in Portland, wo nicht so viele und nicht so dämliche Touristen herumspringen, kostet ein Ting zwanzig.« Ich legte eine Concorde und zwei Zehner auf den Tresen.
»Nein, laß mal«, Prento grinste mich an und drückte mir die Banknoten in die Hand. »Das geht auf Spesen. Wir«, wandte er sich an die sprachlose Kellnerin, »arbeiten im Auftrag eines grossen amerikanischen Verlagshauses. Wir schreiben einen Reiseführer, der besonderen Akzent auf Speisen und Getränke legt. Wir werden Ihr Restaurant entsprechend würdigen.« Er legte eine Nanny auf den Tresen.
»Ich habe kein Wechselgeld«, zischte die Frau.
»Gutes Essen«, nahm ich Prentos Faden auf, »erhält zwei oder drei, sehr gutes vier bis fünf Sternchen. Für diesen Fraß, den Jerk-Chicken zu nennen Ihr Küchenmeister die Frechheit besitzt, werden Sie mit vier Kotztüten erwähnt.«
Prento nahm die Nanny wieder an sich und bestens gelaunt verließen wir das Etablissement.
Wir waren heil angekommen. Wir hatten während der Fahrt gute Kassetten abspielen lassen: Beres Hammond, Garnet Silk, John Holt und Dennis Brown, Ken Boo und Coco Tea, Marcia Griffiths und Carlene Davis, wir hatten eine Bucht gefunden, die sich für unsere Zwecke eignete; und wir waren sicher, in Duncans etwas Besseres zum Essen erhalten zu können.
»Pah!« machte Prento. »Nordküste! Bescheißen können wir uns selbst.«

Valerie hatte uns auf die Idee gebracht. Sie erinnerte sich an eine kleine Bucht, die dermaßen versteckt lag, daß sie nackt schwimmen konnte und daraufhin auf einem langsam verfallenden Anlegesteg ein Sonnenbad nehmen. Ein von Unkraut überwucherter Pfad führte in sanftem Bogen auf ihn zu; und selbst die Tatsache, daß in der anschließenden Bucht ein Hotelkomplex gebaut wurde, störte nicht. Das Erste, was stets an Stränden gemacht wird, die für den Tourismus erschlossen werden, ist das Errichten von hohen, stacheldrahtgekrönten Mauern und Zäunen. Das Buschwerk, die vielen Sträucher und die vereinzelt wie in der afrikanischen Savanne stehenden, ausladenden Bäume verdeckten den Blick auf »unsere Bucht«, wie wir sie sogleich nannten.

Sie wies sogar zwei Anlegestellen auf, die etwa fünfundzwanzig Fuß über das flache Wasser am Ufer führten.

»Aus der Zuckerrohrzeit«, erklärte Prento, als ich nach dem Zweck dieser stabilen Bohlen fragte. »So wie bei uns im Osten nahezu jede Bucht zum Verschiffen von Bananen genutzt wurde, von Port Antonio bis runter zur Bowden Wharf bei Port Morant – ein Teil des Strandes von Long Bay gehört übrigens immer noch der Standard Fruit Company –, wurden die Buchten der Küstenebenen an der Nord- und Südküste von den Schiffen genutzt, die Rohzucker und Molasse nach England brachten ...«

»Auf das Zucker!« prostete ich ihm imaginär zu.

»Auf unser Verderben!« erwiderte mein Freund düster. Er hatte wohl wieder einen Anfall von Pessimismus.

Ich holte ein Abschleppseil aus meinem Wagen und bat Prento, seinen zu wenden. Dann setzte ich mich an das Steuer, startete, legte den Rückwärtsgang ein und lenkte den Landrover zu einer der Anlegestellen. Prento befestigte das Seil an meiner Stoßstange und das andere Ende an dem Haken an der Rückseite

seines Wagens. Vorsichtig ließ ich die Kupplung kommen und fuhr langsam auf die Bohlen. Sie machten ein klapperndes Geräusch, gaben aber nicht im geringsten nach. Sie würden auch das Gewicht eines Lastkraftwagens aushalten können.
Ich lenkte mein Gefährt wieder an das Ufer, Prento warf das Seil durch ein offnes Seitenfenster auf die Ladefläche, und Valerie schickte sich an, die Beifahrertür zu öffnen. Ich bat sie, mit Prento und Latoya zu fahren. Ich käme nach. Ich hätte etwas in Duncans zu erledigen.
Sie hob die Brauen, sagte aber nichts und setzte sich neben Latoya.
An der Tankstelle unweit des Glockenturms, der den Mittelpunkt des Städtchens markiert, das im Grunde nichts weiter ist als eine Reihe von Häusern längs der Straße Falmouth – St. Ann's Bay und jener, die über Clarks Town in den Süden Trelawnys führt, erwarb ich eine Tageszeitung, kaufte im Supermarkt des Chinesen gesalzene Kekse, Käse und Getränke, tätigte einen Anruf nach Falmouth und ging auf einen Sprung in meine Lieblingsbar des Ortes. Im Vorjahr hatte ich ein Techtelmechtel mit dem Barmädchen gehabt, einer dunklen Schönheit aus dem Cockpit Country, dabei aber weltgewandt und nicht im geringsten *Butoo*. Ich umarmte und küßte sie. Sie war freudig überrascht, löste sich aber schnell aus meinen Armen.
»Mein Babyfather ist grad in der Gegend«, erklärte sie. »Er arbeitet für RADA als Berater für Yamsbauern und wurde wieder herversetzt.« Sie zuckte mit den Achseln.
»Das trifft sich gut«, erwiderte ich grinsend. »Ich bin auch mit meiner Frau hier.«
Sie kicherte. Ich lachte, bestellte eine Runde für uns, gab ihr ein gutes Trinkgeld, wir tranken, und ich ging. Sie blickte mir durch das vergitterte Fenster der Taverne nach und machte lachend einen Kußmund.

Mit ihr und mir zufrieden machte ich mich auf den Weg zu jenem Guesthouse, in dem wir, wann immer wir in dieser Gegend sind, absteigen. Es bot fünfzig Prozent Rabatt für Jamaikaner, war sauber und modern, hatte einen winzigen Swimmingpool und hervorragende breite Betten. Nur der Verkehrslärm von der nahegelegnen Nationalstraße her störte. Die ganze Nacht rauschten Lastkraftwagen vorbei und hupten ständig. Man kann ja nicht alle Fahrer so behandeln, wie ich es mit dem in St. Mary gemacht hatte.

9

Do you remember the days of slavery,
The big, fat boat
We must pull it
With shackles around our necks
Believe me – and this is so close.
Burning Spear

Am nächsten Morgen fuhr Prento mit den Frauen nach Falmouth, Billy Chang zu treffen. Ich brach auf, in den Süden zu fahren. Miss B, die das Guesthouse führte, hatte einen Korb für mich bereitgestellt, in dem sich ein gut verschlossener Behälter mit Essen befand, Reis mit Kidneybohnen, in Kokosmilch gedämpft, und gebratenes Hühnchen, dazu zwei Thermosflaschen mit kühler Lime-Ade. Ich fädelte mich in den dichten Verkehr auf der Nationalstraße ein, passierte die Zugangsstraße zum Silver Sands-Hotel, tankte den Wagen auf, kaufte die Tageszeitung und eine Stange Zigaretten, steuerte um den Glockenturm herum und befand mich auf der Straße, die, gut ausgebaut, sich die Hügel hochwindet. Flammenbäume säumen sie, und bald erreichte ich die Zuckerrohrfelder des Long Pond Estate. Und wie immer, wenn ich Zuckerrohr sehe, kamen Wut, Bitterkeit und Entsetzen hoch!:
Ein Kontinent, der der Europäer, der der Weißen, der des Fortschritts, der des Heils, war auf den Geschmack gekommen und wollte Süßes nicht mehr missen, verfiel der Teufelsdroge Zucker.
Für über dreihundert Jahre war Zucker der einzige Daseinsgrund der Nation. Eine Gesellschaft, einzig dazu bestimmt, diese Sucht zu befriedigen, spottet jeder Beschreibung. Hier siedelten sich nicht, wie im Nordosten der Vereinigten Staaten, Menschen an, ihre Zukunft in Freiheit oder was sie darunter verstanden zu gestalten, ihr Land zu entwickeln, ihre

Selbstbestimmung zu finden. Hier bildete sich eine herrschende Klasse, deren einzige Tugenden Raubgier, Mordlust, Menschenverachtung, Blutdurst und Verschwendung waren. Nicht einen einzigen Beitrag leisteten sie zu Wissenschaft, Kunst, Kultur und Verwaltung. Nirgendwo auf der Welt war eine herrschende Elite so barbarisch wie die Plantokratie vor der Aufhebung der Sklaverei in zuckerproduzierenden Ländern. Nirgendwo haben die beherrschten Klassen weniger an Beispielen zivilisierten Umgangs miteinander gesehen. Die Gewalttätigkeit, die noch heute unsere Insel beherrscht, ist Resultat davon.

Zunächst profitierten Freibeuter vom nicht erklärten Krieg zwischen Spanien und England. Als Unternehmer in der wüstesten Bedeutung des Wortes überfielen sie spanische Besitzungen im gesamten karibischen Raum. Sie sorgten für die Basis der Akkumulation des Kapitals. Ihr materielles und spirituelles Hauptquartier, Port Royal, an der Spitze der Nehrung gegenüber Kingston gelegen, war ein befestigtes Bordell unter königlicher Flagge. Als sie überflüssig geworden waren, rottete der gemeinste und brutalste der ihren, der frisch geadelte Henry Morgan, sie aus. Hier hatte Ausrottung Tradition: Fünfzig Jahre, nachdem Kolumbus seinen Fuß auf unsere Insel gesetzt hatte, war die Urbevölkerung durch Feuer und Schwert, Krankheiten und Sklavenarbeit völlig eliminiert. Sie waren *Wilde*, besaßen *keine unsterbliche Seele*, waren *keine Christen*, waren *Untermenschen*. So etwas wird an das Kreuz der Geschichte genagelt, auf den Scheiterhaufen oder ins Gas geschickt.

Aber der Bedarf war geweckt, die Sucht nach der Teufelsdroge Zucker wollte gestillt, der ungeheure Gewinn, den sie wie alle harten Drogen, mit sich bringt, erst einmal gemacht werden. Der Moloch Zucker brauchte Arbeitskräfte.

Nach der Ausrottung der Ureinwohner, der Arawaks, Tainos und Kariben importierten die Spanier schwar-

ze Sklaven aus Westafrika. Da der Papst in seiner unermeßlichen Weisheit und Güte nach der Aufteilung der Welt den Handel mit Afrika den Portugiesen vorbehalten hatte, übernahmen die Engländer die Lieferung des *Menschenmaterials*.
So entwickelte sich über den Atlantik hinweg der profitabelste Dreieckshandel der Welt: Britische Schiffe brachten Waffen, Glasperlen, Schnaps und Textilien an die Gold- und Sklavenküste Afrikas; britische Händler packten jeweils Hunderte von Sklaven in die Bäuche ihrer Schiffe, stapelten sie wie Sardinen in der Dose, transportierten sie nach den Amerikas und brachten Zucker, Molasse, Baumwolle, Kaffee und Kakao, mit dem Golfstrom segelnd, zurück ins Mutterland, die Wiege des modernen Kapitalismus.
Aus Jamaika wurde fünf Mal mehr importiert als aus allen nordamerikanischen Kolonien zusammen. Der Wert der Lieferungen von der winzigen Insel Grenada betrug acht Mal mehr als der aus Kanada. Zwischen 1750 und 1800 waren allein eintausend Schiffe der Liverpooler Reedereien im Sklavenhandel engagiert. Man schätzt, daß zwischen dreißig und fünfzig Millionen Afrikaner in die Neue Welt verschleppt worden sind, ein Aderlaß, von dem sich jener Kontinent bis heute nicht erholt hat.
Nie kann ich am grazil im Winde sich wiegenden Zuckerrohr, einer Gattung der Bartgräser, vorbeifahren, ohne der Geschichte meiner Vorfahren zu gedenken:
An der Spitze der jamaikanischen Gesellschaft standen die Eigentümer des Landes. Sie lebten zumeist in England. Eine Redensart wie »reich wie ein jamaikanischer Plantagenbesitzer« zeugte von ihrem ungeheuren Wohlstand. Er beruhte auf Völkermord. Unter ihnen die Advokaten, die die Führung der Plantagen innehatten. Allein im Jahre 1800 verdienten sie soviel, wie der Etat des Landes betrug. Sie waren Nutznießer des Völkermordes. Direkt unter

ihnen rangierte der Mittelstand aus Krämern, Händlern und Aufsehern.
Eine Stufe darunter die weißen Handwerker, die Buchhalter und Vorarbeiter. Zumeist waren es Waliser, Schotten und Iren, Angehörige der ersten von England unterworfenen Völker. Sie waren schlecht bezahlt, mies untergebracht und arbeiteten bis zur Verblödung. Nur die Hoffnung auf Beförderung, wenn etwa der Vorgesetzte durch Tropenkrankheiten wie Malaria, Gelb- und Denguefieber, Typhus, Cholera, Dysenterie dahingerafft wurde, hielt sie aufrecht.
Aber auch der ärmste Weiße hatte gesetzliche Rechte und soziale Privilegien, die selbst den wohlhabendsten Mulatten und freigelassenen Schwarzen verweigert wurden.
Die ungeheuer breite Basis der sozialen Pyramide bildeten die Sklaven, das *menschliche* Vieh:
Von fünf in Westafrika eingefangenen Sklaven überlebten nur vier den Transport zur Küste. Auf den Schiffen lag die *Verlustquote* bei fünfunddreißig Prozent. Die durchschnittliche Lebenserwartung jener die den Transport überlebt hatten, betrug sechs Jahre, derer, die hier geboren wurden, sechsundzwanzig. Trotz dieser enormen Verluste durch den Genozid brachte der Sklavenhandel soviel ein, daß die Royal African Company, unter deren Aktionären sich auch König Charles V. befand, Dividenden von dreihundert Prozent ausschütten konnte.
1775 vegetierten zweihunderttausend Schwarze auf Jamaika. In den siebzig Jahren davor aber waren allein dreihundertsechzigtausend importiert worden: Eine natürliche Bevölkerungszunahme existierte also nicht.
Die durchschnittliche Arbeitszeit der Sklaven lag zwischen sechzehn und achtzehn Stunden. Kinder mußten ab dem vierten Lebensjahr arbeiten.
Nur die Stärksten hatten den Transport überlebt.
 Nach der Anlandung wurden sie ein wenig gemästet,

einen besseren Preis zu erzielen, dann wurden sie, nach Geschlechtern getrennt, auf Märkten angeboten und versteigert. Nach dem Verkauf wurde ihnen mit glühenden Eisen das Zeichen des Eigentümers eingebrannt. Es war billiger, sich mit *neuer Ware* zu versehen, als sich um die drei Jahre zuvor erworbene zu kümmern.

Aber die Geschichte der Sklaverei ist auch eine des stetigen Widerstands der Sklaven, des aktiven und passiven. Die ständigen Angriffe von den Spaniern um 1655 freigelassener Schwarzer, der Maroons, verstärkten sich durch den massenhaften Zulauf der den Plantagen entwichenen. Erst der Friedensvertrag von 1739 machte ihnen ein Ende. 1760 führte Tacky die größte Sklavenrebellion an; die letzte große, nur wenige Jahre vor der Aufhebung der Sklaverei, wurde blutig und unter größten Verlusten beendet: Sam Sharpe, ein Baptistenprediger, und fünfhundert seiner Mitrebellen wurden in Montego Bay gehenkt.

Aber auch die bewundernswerten Kampagnen humanitär gesonnener Menschen, die sich für die Abschaffung der Sklaverei einsetzten, der *Abolitionisten,* darunter viele Baptisten, Methodisten und Mährische Brüder, konnten angesichts der ungeheuren Profite, die jene Wirtschaftsform mit sich brachte, nicht erfolgreich sein. Erst als die britische Kontinentalsperre, die dazu dienen sollte, Napoleon in die Knie zu zwingen und die Fortschritte durch die Französische Revolution einzudämmen, Anbau und Verwertung der Zuckerrübe rentabel und konkurrenzfähig machte, wurde die Aufhebung des Sklavenhandels und, später, der Sklaverei selbst Gesetz. Sie waren unrentabel geworden. Die auf Sklavenarbeit begründete Plantagengesellschaft war zum Untergang bestimmt. Ihre innere Struktur aber hat sie weitergegeben; bis auf den heutigen Tag ist Jamaika von ihr geprägt.

Vorbei an den Zuckerrohrfeldern. Graziös wiegen sich die Halme im *Trade-Wind*, dem Passat, der die

Zuckerwatte der Federwölkchen durch den strahlendblauen Himmel treibt.

Vorbei an der heruntergekommenen, erst im vorigen Jahr privatisierten Zuckerfabrik von Long Pond. Vorbei an den winzigen, flachen Häuschen ihrer Arbeiter rund um sie herum. Die Erde ist nicht rot vom Blut der Opfer der Teufelsdroge. Sie ist ausgepovert vom Zuckerrohr. Jedes Jahr muß sie mit mehr Kunstdünger angereichert werden.

Nach der Aufhebung der Sklaverei, 1838, regelte das *Herr-und-Diener-Gesetz* einhundertundvierunddreißig Jahre lang den Arbeitsalltag. Erst 1972, unter der reformerischen Regierung der Sozialdemokraten Michael Manleys, wurde ein Gesetz zur Einführung eines Mindestlohnes geschaffen. Kurz danach jenes verabschiedet, das den etwa vierzigtausend Zuckerrohr- und -fabrikarbeitern Arbeit rund ums Jahr und nicht nur zur Erntezeit garantiert; erst dann die Anerkennung von Gewerkschaften erzwungen, erst dann daran gedacht, den Arbeitern bescheidene Unterkünfte zu beschaffen.

Im Jahre 1938 fanden die größten antikolonialen Unruhen auf der Insel statt. Sie begannen auf den Zuckerrohrfeldern von Frome in Westmoreland. Sie führten direkt zur Gründung unserer großen beiden Gewerkschaften und Parteien und, langfristig, nach der Einführung des allgemeinen Wahlrechts im Jahre 1944, zur Unabhängigkeit 1962. Nur zu gern entließ Großbritannien uns in sie: Statt Profite zu bringen, benötigte unser Land Zuwendungen. Aber was soll eine Kolonie, deren Verluste vom Finanzministerium der Kolonialherren ausgeglichen werden müssen? Da gab es nur einen Ausweg: Eine Fahne mußte her, eine Hymne, ein Sitz in der Uno, der WHO, der FAO, ein Marionettenregime.

1938 verdiente ein Mann, der dreizehn Stunden am Tag Zuckerrohr schlug, und dies sechs Tage in der Woche, einen Schilling am Tag. Heute, im Jahre des

Herrn Neunzehnhundertvierundneunzig, finden wieder einmal Streiks und Sabotageaktionen auf den Zuckerrohrplantagen und in den Fabriken statt. Für das Schlagen von einer Tonne Zuckerrohr – eine der härtesten und die Gesundheit ruinierendsten Arbeiten, die man sich vorstellen kann – erhält der Mann mit der Machete zwischen achtunddreißig und vierzig Jamaikadollar. Ein guter Arbeiter schafft unter guten Bedingungen bis zu vier Tonnen am Tag. Das bringt ihm hundertundsechtzig Dollar am Tag. Brutto.
Ein Pfund gelber Yams kostet vierzehn, eine Flasche Bier dreißig, eine Schachtel Zigaretten sechzig Dollar. Für den Gegenwert der rückgratbrechenden Tagesarbeit auf den Feldern, der glühenden Sonne der Tropen ausgesetzt, kann ein Zuckerrohrarbeiter sich eine Schachtel Zigaretten, zwei Flaschen Bier und drei Pfund Yams leisten ...
Kein Wunder, daß er sich sagt, zu Zeiten der auslaufenden Sklaverei, etwa um 1820 herum, wäre er besser dran gewesen. Aber was tun?

10

That until there are no longer
First and second class citizens
Of any nation,
Until the colour of the skin
Is no more significant
Than the colour of the eyes
There will be war.
Haile Selassie/Bob Marley

In Clark's Town suchte ich kurz meinen Gewährsmann auf, ließ ihn über die Situation berichten, nickte befriedigt, gab ihm eine Nanny-Note und fuhr weiter, in Richtung Osten, auf der B 11 nach Jackson Town. Dort trank ich ein Bier und ließ einem Bekannten ausrichten, ich käme auf der Rückfahrt bei ihm vorbei, und nahm die B 5 nach Süden.

Bis Ulster Springs sind es nur neun Meilen, aber diese scheinen sich unendlich hinzuziehen. Die Straße windet sich an den Hängen der Berge hinauf und hinunter, einmal gähnt der Abgrund links, dann rechts von dir; immer wieder fällt der Blick in wunderschöne, tief in die Berge gekerbte Täler mit ihren Feldern in verschiedenen Grüntönen, den Reihen der Yamsbeete, mit ihren Pfählen, an denen sich die Triebe emporranken; auch an den Berghängen wird Yams in Terrassen angebaut. Afrikanische Tulpenbäume, deren Blüten in den Augen glühen. Obstgärten mit Orangen, Grapefruits und Mandarinen, die im Laubwerk leuchten. In Ulster Springs schmerzten mir die Arme. Das Fahren war ungemein anstrengend: Mein Landrover hat keine Servolenkung. Kurz vor dem Ortseingang setzte ich mich in den Schatten eines Grapefruitbaumes am Straßenrand mit Blick über das Tal. Hier in der Bergwelt leuchten die Farben intensiver, das Rot der Tulpenbaumblüten, das Gelb der Grapefrüchte, das Orange der Mandarinen, das Blau des Himmels. Ich aß und trank, das Imbißkörbchen zwischen den Füßen. Bauern gingen schleppenden Schritts an mir vorbei, nickten mir zu, grüßten auch freundlich. Sie alle trugen Gummistiefel an den Füßen und Macheten in den Händen, Männer und Frauen mit schweren Lasten auf dem Kopf, zumeist Körbe mit frisch geernteten Yamsknollen. Hier wirkten Dreißigjährige wie fünfzig, Vierzigjährige wie sechzig; und viele, auch junge Menschen zeigten beim Grüßen Lücken in den Vorderzähnen. Folgen einer Mangelernährung, einer Fehlernährung, des Mangels an Mineralien und Spurenelementen im Wasser? Ich fragte nicht.

Sie wirkten nicht verbittert. Im Gegenteil, sie machten einen freundlichen und selbstbewußten Eindruck. Die Regierung war weit fort; der Abgeordnete ließ sich nie und nirgends sehen, außer zu Wahlkampfzeiten; aber solange kein Hurrikan ihre Felder unter Wasser setzte, jene an den Steilhängen ins Tal wusch und die Knollenfrüchte verrotten ließ, würden sie zurechtkommen, Kinder zeugen und aufziehen, erleben, wie diese in die Stadt oder ins Ausland abwanderten. In Ehren würden sie begraben werden. Sie schuldeten niemandem etwas. Niemand schuldete ihnen etwas. Ein Achselzucken: »So ist das Leben.«

Nur ein einziges Mal wurde ich angebettelt. Ein debil aussehender Mann mit großer, hängender Unterlippe und Kropf, in Lumpen und Gummistiefeln mit loser Sohle, wohl der Dorftrottel, bat mich bescheiden um eine Zigarette. Er nahm sie voller Würde an. Ich gab ihm Feuer. Ein scheues Lächeln tauchte in seinen Augen- und Mundwinkeln auf.

»Danke.«

»Allright, Brother«, erwiderte ich. Er nickte mir zu, wandte sich um und kletterte einen Ziegenpfad am Hang hinunter.

Ich stand auf, verstaute den Korb mit Essen und Trinken vor dem Beifahrersitz und fuhr in den Ort hinein. Ich fühlte mich leicht, sehr klar im Kopf und gut.

»Eine Schande, wie unser Bezirk heruntergekommen ist«, sagte einer der vielen Arbeitslosen, der am Tresen der Taverne meines Bekannten herumlungerte. Ich hatte ihm zwei Bier und einige Zigaretten spendiert und nach der Lage befragt.
»Das Gebäude der Straßenbaubehörde steht leer und ausgeplündert, die Polizei hat zwar einen schicken, brandneuen Wagen, aber kein Telefon, das Krankenhaus wurde, nachdem es grad mal renoviert war, zur simpelsten Klinik runtergestuft, und vom Büro der Parishverwaltung ist nichts mehr zu sehen ...«
Ich konnte ihm ansehen, daß diese Klagen schon länger geführt wurden und man sich fatalistisch dreinschickte, von Gott und der Welt langsam vergessen worden zu sein.
»Zwischen hier und Albert Town gibt es nur noch Wasser, das von den Nationalen Wasserwerken nicht mehr überprüft wird ... Und dann ein einziges Telefon mitten in Albert Town für so viele Leute ...«
Der Wirt tauchte aus einem Hinterzimmer auf und grüßte mich. Wir kannten uns schon lange. Er deutete meinem Informanten, uns allein zu lassen.
Der Mann stand auf. »Ach, Sie haben Verwandte oder Freunde in dieser Gegend? Sie sind nicht von der Presse?«
»Wie kommen Sie darauf, daß ich Reporter bin?« lachte ich.
»Na, Rundfunk und Zeitung sind doch die einzigen, die für unsere Interessen eintreten«, erwiderte der Mann in einem Tonfall, der andeutete, daß er mich für so dumm hielt, das Selbstverständlichste nicht zu kennen.
»Ich habe einen Cousin in Warsop«, log ich.
»Ach so. Na ja. Machen Sie's gut. Danke fürs Bier. Wiedersehen.« Der Mann schlappte langsam davon. Fragend blickte ich den Wirt an.
»Ein Tunichtgut«, sagte McKinley abfällig. »Statt den Arsch hochzukriegen, setzt er immer auf Hilfe

von außen. Statt Yams anzubauen, für die man immer noch gute Preise erzielt, erwartet er, daß P.J. ihm diese geröstet ins Maul schiebt. 'n typischer Sozialdemokrat.«
»Hm«, machte ich uninteressiert.
»Rass Lick ist zuhause, gestern zurück aus dem Busch gekommen«, kam der Wirt zur Sache. »Er und seine Familie waren sehr fleißig.«
Ich bestellte Bier für uns. Er trank es warm, ich eisgekühlt.
»Die Ernte ist gut, vielleicht zu gut dieses Jahr. Das drückt die Preise. So sechs-, siebenhundert Dollar für ein Pfund bester Qualität. Viele werden wohl erst im April oder Mai verkaufen, wenn sie das Doppelte erzielen können. Aber Sie sind ja außen vor.« McKinley sah mich listig aus seinen Schweinsäuglein an, sein Wanst schwappte auf und ab.
»Jeder Hund hat seinen Tag, aber die Katze hat eine Verabredung um vier«, zitierte ich und grinste.
Der Mann nickte: »Ist schon gut, wenn man Leute hat, auf die man sich verlassen kann«, meinte er betont. Er sah mich abwesend an und fuhr mit der Zunge über die Oberlippe.
»Sie glauben ja nicht, was wir in letzter Zeit an Verbrechen hier hatten ... Einerseits ist es schon ganz gut, daß unsere Bullen doof und dazu von der Welt abgeschnitten sind – die Funkverbindung klappt so gut wie nie –, aber andererseits wäre es manchmal doch ganz praktisch, alerte Polizisten zu haben, die auf Anfrage auch sofort kommen und ein paar der übelsten Räuber schnappen. Ist wirklich schade, daß einer wie Sie die Force verlassen hat. Mann, seit damals hab ich Respekt vor Ihnen!«
»Danke«, erwiderte ich ironisch. Wir kannten uns wirklich sehr lange. »Aber ich hatte die Faxen dicke, und zwar gründlich,« erinnerte ich ihn. »Ständig rumgeschubst und versetzt zu werden, was ist denn das für ein Leben? Als junger Cop aus Portland kam

ich mir hier in Trelawny wie ein Eskimo in der Fremde vor ...«

McKinley grinste. »Na, für einen Eskimo haben Sie aber die Spielregeln schnell kapiert!« Er legte den Kopf nach hinten, nahm einen langen Schluck aus der Flasche und lachte dann, wobei er Bierschaum versprühte.

»Je mehr du Ausschau hältst, desto weniger siehst du«, sagte ich.

»Ja«, nickte der Wirt, ernst geworden. »Ein guter Freund ist besser als ein Haufen Geld.«

Ich bestellte uns noch eine Runde. Ich hatte Zeit.

»Sie wissen ja, früher haben wir nur Yams, Bananen und Zuckerrohr angepflanzt«, setzte McKinley seine Schilderung fort. »Aber mit Bananen und Zuckerrohr geht's jetzt bergab. Viele Farmer stellen sich um und verdienen jetzt nicht schlecht mit Spargel und Erdbeeren für den Export. Ist wohl sehr wichtig, daß die Yanks Spargel und Erdbeeren zu Weihnachten fressen. Und ein *Kaffeeprojekt* haben wir auch. So heißt das wohl.« Er erwähnte den Namen eines bekannten Anwalts, Pfarrers, Kaffeebarons und Moderators einer kritischen Sendung im staatlichen Rundfunk.

»Die meisten Jugendlichen wollen nicht arbeiten. Aber Geld wollen sie. Am besten so viel wie die Helden in Seifenopern oder Karate- und Kanonenfilmen, die sie sich am laufenden Band von Videos reinziehen ... Ja, und da geben ein paar von ihnen ihren Kumpels in der Stadt einen Hinweis. Die kommen dann schwerbewaffnet her, verbreiten eine Schreckensherrschaft, tun ihren Job und geben ihren Tipgebern ein wenig von der Beute ab. Vor kurzem gab es hier eine Schießerei am hellichten Tag, aber nachher fand sich kein einziger Zeuge ...«

Der Wirt zuckte mit den Achseln. »Ich habe eine Lizenz für eine Schrotflinte beantragt«, fuhr er nach einer Weile fort und machte eine resignierte Handbewegung. »Aber das dauert. Und dann bin ich Anhänger der falschen Partei. Hab ich Williams gebeten – Sie werden sich an ihn erinnern, er hat Ihnen vor zwei Jahren die Autoelektrik und den Starter repariert – auch eine zu beantragen. Er gehört derselben Partei an wie unser Abgeordneter. Aber wir sind trotzdem die besten Freunde!« Wieder lachte er fast lautlos. »Aber angenommen, ich kriege mal eine Flinte, selbst mit der kann ich die Nationalen Wasserwerke nicht zwingen, Rohre zu legen ... Wasserleitungen haben uns unsere Abgeordneten schon in den Sechzigern versprochen. Aber nach jeder Wahl, egal, wer am Ruder ist: dieselbe Geschichte. Nur Versprechungen.«

»Ein geduldiger Mensch«, zitierte ich, »reitet auf 'nem Esel.«

»Hier ist es andersrum. Hier tragen die Menschen den Esel über der Schulter«, erwiderte McKinley erregter, als ich von ihm gewohnt war.

»Von Jahr zu Jahr wird es schlimmer statt besser. Kein Wunder, daß soviele ins Ausland wollen ...«

»Ich wäre dann der letzte«, versuchte ich, ihn aufzuheitern, »der hier bleibt und dafür sorgt, daß das Licht nicht ausgeht.«

»Es ist eine Schande!« insistierte der breite, dunkle Mann mit den kurzen, grauen Haaren vor mir. »Diese Insel könnte ein Paradies sein, und Südtrelawny ist eine schlafende Schönheit. Sie kennen unsere Gegend ja zur Genüge.«

»Es wird kein Prince Charming kommen, diese Schönheit wachzuküssen«, erwiderte ich. »Das müßt ihr schon selber tun.«

»Heutzutage kann und will keine Schönheit mehr für Null geküßt werden«, widersprach der Wirt, »Für jeden Kuß und jede Muschi heißt es nun: Cash, bittesehr!«

»Na, na«, machte ich einfühlend. »Ich habe da andere Erfahrungen, gerade hier in Trelawny.«

»Möglich«, sagte McKinley trocken. »Sie sehen nach Geld aus. Das genügt oft.«
Er verletzte meine Eitelkeit: Bislang war ich immer stolz auf meinen Charme gewesen.
»Der Zeigefinger sagt nie: Guck mal her!; er sagt immer: Guck mal da!« gab ich zurück. Wir lachten.
»Noch ein Bier?« fragte ich.
»Nein, danke«, sagte der Wirt und fuhr entschuldigend fort: »Ich habe noch nicht zu Mittag gegessen.«
»Das sieht man Ihnen aber wirklich nicht an«, frotzelte ich.
»Nein. Nicht?« Stolz betrachtete er seinen Bauch.
Ein Mann kam ins Halbdunkel der Taverne, bestellte eine Limonade und baute sich am Tresen neben mir auf. Mißtrauisch blickte er abwechselnd auf mich und den Wirt. Er hob das Kinn. Der Wirt schloß kurz beruhigend die Lider über den schräg sitzenden Augen.
»Nein, Mann«, wandte ich mich an den Mann. »Ich bin weder Bulle noch DEA-Mann.«
»Ist ja gut«, erwiderte der mürrisch. Er schien sich über seine Fehleinschätzung zu ärgern. McKinley, der Wirt, hatte einen guten Ruf unter anständigen Menschen der Gegend. Fünfzehn Jahre hatte er bei Ford in Dagenham, England, geschuftet, um sich ein Haus mit anschließender Kneipe und einen Doppelkabinenkleinlastwagen leisten zu können. Ich hatte ihn zuerst bei einem seiner langen Heimaturlaube kennengelernt, und einige Male hatten wir uns auch in London gesehen, wo ich vor fünfzehn Jahren einen speziellen Lehrgang bei Scottland Yard gemacht hatte, mich zu einem besseren Bullen zu qualifizieren mit dem Schwerpunkt auf *Drogenbekämpfung*. Aber was ich dort erlebte, ließ mich bewußter werden. Ein Mensch, der über sich, seine Hautfarbe, seine Rolle in der Gesellschaft und die Lage seines Landes, einem in der *unterentwickelten Welt,* nachdenkt, ist als Bulle nicht mehr zu gebrauchen. Ich warf den Bettel

hin und verlegte mich auf das Detektivspiel und den Export.
McKinley wußte um die Ironie meiner Lage. Er mochte mich sehr. Ab und an fuhr er auch für Rass Lick. Und den wollte ich jetzt treffen.

Say you just can't live
That negative way.
You know what I mean:
Make way for the positive day -
Rastaman vibration, yeah, positive!
Bob Marley

11

Ein Laden sieht wie der andere aus, und jeden Tag gibt es mehr davon. Spötter sagen, schon gäbe es mehr Anbieter als Käufer. O Wunder der Statistik! Je höher die Arbeitslosigkeit, desto weniger Arbeitslose. Denn wer gestern oder heute auf Anraten der Weltbank und des Internationalen Währungsfonds gefeuert wurde – das Feuer heißt *strukturelle Anpassung* –, ist morgen *selbstbeschäftigt,* Unternehmer. Der eine verkauft Erdnüsse, die andere am Straßenrand, auf dem Markt oder von Haus zu Haus Schlüpfer; der eine kauft *Jellies* von den *Higglern* vom Lande, köpft sie mit der Machete, steckt einen Plastikstrohhalm in die Öffnung und verkauft durstigen Städtern Jellywater; der handelt mit Schnürsenkeln, Taschentüchern, die mit Mückenspiralen, Kaugummi, Kämmen, Bürsten; die kratzt die Ersparnisse der Großfamilie zusammen und läßt an einem Tag einen winzigen Tante-Emma-Laden errichten, der wird Ladendieb; der bietet Plastikblumen an, jene bemalte Gipsschäferhunde; der verkauft Flaschen voller Molasse oder Honig, die hockt auf dem Bürgersteig, vor sich ein Dutzend Limetten und drei Avokados; neben ihr hat der seine Sammlung aus Mottenkugeln, chinesischen Taschenmessern, Dochten für Petroleumlampen, Wäscheklammern, Glaskugeln mit Gummiband, Haarclips und Spangen ausgebreitet. So haben alle Millionäre und Milliardäre mal angefangen. Heißt es.

Wohin du auch kommst, es sind immer die gleichen Lädchen: wacklige Buden aus roh zusammengehaue-

nen Brettern, von denen der Anstrich platzt und Teile der darunter liegenden Lackschichten freilegt. Wir sind fromme, biedere und sauberkeitsliebende Menschen: Wenn möglich, verschönern wir unsere Häuser und Läden, Bordsteine und Mauern zu Weihnachten. Das rostende Wellblechdach zu erneuern, dafür langt es dann meist nicht mehr. Vielleicht fliegt es auch nicht mit der ersten stärkeren Brise fort, wenn wir es mit kaputten Hohlblocksteinen beschweren.
Auf den zumeist in verwaschen-pastellfarben gestrichenen Brettern, die die Regale bilden, langweilen sich überall die gleichen Produkte. Die Colgate-Zahnpasta. Die Lux-Seife, Coca oder Pepsi Cola und andere Soft Drinks. Bier, Stout und Ale. Corned Beef in Dosen. Made in Brazil. Salzmakrelen. In der Dose. Made in Canada. Sprotten in der Dose, Made in ... Gebackene Bohnen. In der Dose. Butterbohnen in der Dose. Gemischtes Gemüse in der Dose, Damenbinden (Lizenz aus den USA). Toilettenpapier (teurer als in den Staaten oder Europa: Ein schwarzes Arschloch kostet eben mehr als ein weißes). Mückenspiralen (Made in China). Dosenmilch, natürlich von Nestlé. Gezuckerte Dosenmilch, nur von Nestlé. Kraftnahrung, flüssig aus der Dose. Von Nestlé. Maggisuppen. Tabletten für Magenverstimmung. Kopfschmerztabletten. Seifenpulver, Kernseife und Bleichmittel. Streichhölzer. Zigaretten, zwei Sorten, davon eine mit Menthol (Lizenz aus England), die einzeln verkauft werden. Kaugummi. Hustenbonbons.
Mehl und Reis, Zucker und Maismehl sowie Salz werden mit handtellergroßen Aluminiumschäufelchen aus Säcken, die etwa fünfundvierzig Kilo enthalten – wir sind modern, metrisiert worden – und auf dem Boden hinter dem Tresen stehen, geholt und auf der von der Decke hängenden Waage abgewogen. Dazu noch, hier und da, Fässer mit gepökeltem Schweinefleisch, geräucherte Heringe und Stockfisch aus Kanada oder Norwegen, der in großen Pappkar-

tons geliefert und mit der Machete auf einem Haubrett zerteilt wird. Das Pfund kostet drei Mal so viel wie Rindfleisch vom Markt oder Fleischer im Ort. Nirgends fehlen die Dosen mit Säuglingsnahrungspulver von Nestlé, Schweiz, oder Cow & Gate, USA. In einem kleinen, an der Vorderseite verglasten, hermetisch geschlossenen Schaukasten mit dichten Türen an der Rückseite, auf dem Tresen stehend, befinden sich Weißbrot aus gebleichtem Weizenmehl, Maismehlbrötchen, Cracker, Süßigkeiten und Biskuits.

Zwei Sorten Kraftnahrung für Kinder. In Dosen. Von Nestlé. Haferflocken (auf Jamaika wächst kein Hafer). Milchpulver in Aluminiumbeutelchen. Aus dem Ausland.

Manchmal gib es auch einen Karton mit Eiern aus der Legebatterie. Für den gesetzlichen Mindestlohn, der den meisten Haus- und Ladenangestellten gezahlt wird, können sie am Tag sechzehn Eier kaufen.

Rass Licks Laden sieht anders aus und verkauft auch andere Dinge. Innen und außen leuchtet er in den Rastafarben: Rot für das Blut, das während der Sklaverei von den Afrikanern vergossen wurde, Gold für den Reichtum, der ihnen genommen, Grün für das Land, das ihnen geraubt wurde.

Rass Lick ist ein etwa fünfundvierzigjähriger, sehr dunkler Mann mit breiten Schultern, schmalen Hüften, langen Beinen, überaus kräftigen Händen und pockennarbigem Gesicht. Auf dem Kopf trägt er eine Strickmütze in den Farben seiner Religion, die Locks reichen ihm bis in die Kniekehlen. Sein Bart ist eher schütter.

Er trug Jeans, ein dunkelblaues, kragenloses Baumwollhemd und weiße, hohe Sportschuhe mit Blinkern an den Hacken, die im Dunkeln bei jedem Schritt aufleuchteten.

Er ist ein Mann mit Prinzipien. Jegliche Art von Schweinefleisch wirst du vergeblich in seinem Laden

suchen. Er hält sich an die Diätvorschriften der Rastas, die dem Alten Testament und den Apokryphen Schriften entnommen sind. Dafür bietet er stets frisches Obst und Gemüse an. Er zahlt seinen Nachbarn einen etwas besseren Preis, als die Higgler ihnen bieten, und verkauft ein wenig billiger als diese auf dem Markt der Hauptstadt des Parishs, Falmouth. Er spart dafür die Transportkosten. Je nach der Jahreszeit verkauft er Yellow Yams, Mozella-Yams, bis zu fünfzehn Pfund schwer, hart kochend und besonders gut zu Fisch schmeckend, weiche Yamssorten, Yumpies, Dasheen, Coco, Bananen, Zitrusfrüchte jeder Art, Kartoffeln und Süßkartoffeln, Kürbis, Cho-Cho, Kalaloo oder Chinakohl, Küchenkräuter und Frühlingszwiebeln, Knoblauch, Gurken, Karotten und Zwiebeln, Judenpflaumen, Avokados und Sternäpfel und, außer um Weihnachten herum, weil sie dann kaum legen, Eier von Freilaufhühnern, zwei Dollar billiger pro Stück als die im Supermarkt. Und dann verkauft er Sensimillia. En detail im Laden. Ein *Draw*, genügend für einen kleinen Spliff, ein Kügelchen, halb so groß wie der Daumen, in ein Stückchen schwarzen Plastiks geknotet, für fünf Dollar. Für einen US-Dollar also sechs Joints.
Ich bin bekanntlich gelernter Heide. Dafür hat Auntie Marys christliche Erziehung in meiner Kindheit gesorgt. Und Uncle Alberts milder, intelligenter Spott gegenüber ihr. Wie könne ein Mensch Christ werden, hatte mich ein Freund in London lachend gefragt, wenn Christen so wenig erlöst aussähen? Da mag er in England recht haben. Hier trifft dies nicht zu. Besuche den Gottesdienst einer fundamentalistischen Sekte oder Kirche, und du erlebst klatschende, singende, tanzende, das Tamburin schüttelnde Menschen in bei weitem fröhlicherer Stimmung, als du sie in den meisten Diskos antriffst. Sie sehen nicht nur erlöst aus. Sie werden auch erlöst. Von ihrem bißchen Geld. Bei der Kollekte. Diese ist der innere Daseins-

grund der Religion. Für den Pfaffen. Denn es ist dem Herrn wohlgefällig, wenn die Armen, die Schafe, geben und ihre Pastoren, die Schäfer, große Häuser besitzen und dicke Wagen fahren. Ein Mercedes oder Volvo ist das Symbol dafür, daß der Herr seinen Dienst sichtlich gesegnet hat.

Rastas sind da völlig anders. Sie brauchen keine Kirchen. Sie lesen die Bibel sehr genau. Anders. Sie lesen sie gegen den Strich. Und sie lesen die von den orthodoxen Kirchen verbotenen Apokryphen Schriften. Sie halten nichts von Demut und Vertröstungen auf ein besseres Leben im Jenseits. Sie sind stolz auf ihre afrikanischen Wurzeln und Traditionen – war doch selbst Salomo schwarz. Selbstbewußt verachten sie das herrschende System. Sie nennen es Babylon. Mögen Regierungen, Kirchen, Bullen, Armeen, Kapitalisten und Bürokraten sich noch so sehr anstrengen, es ist vergeblich: Babylon wird fallen.

Rass Lick ist ein typischer Vertreter seines Glaubens, der kein Dogma kennt, kein Proselytenmachen, kaum etablierte Führer und keinen Papst.

Ursprünglich hieß er anders. Als Mitglied der *Twelve Tribes,* einer der wichtigsten und einflußreichsten Strömungen innerhalb des Glaubens, trug er einen urchristlich-koptischen Namen und hielt sich streng an deren Diätvorschriften. Verboten war ihm der Genuß von Fleisch aller Art, Raubfischen, Krustentieren, Milchprodukten, Alkohol, Süßigkeiten, gezuckerten Getränken und Salz. Und selbstverständlich rauchte er Ganja, das heilige Kraut. Gott selbst benutzt es: »Rauch stieg auf von seiner Nase und verzehrend Feuer aus seinem Munde« (Psalm 18, Vers 8); er hat es seinen Geschöpfen, es zu genießen, geschenkt: »Seht da, ich habe euch gegeben allerlei Kraut ...« (1. Mose 1, Vers 29); und er sah, daß es gut war: »Und die Erde ließ aufgehen Gras und *Kraut*, das Samen bringe ...« (1. Mose 1, Vers 12); Salomon, der ebenso schwarz war wie die Königin von Saba, wie das Hohe Lied beweist, rauchte es, um zu seinen weisen Urteilssprüchen zu gelangen; und in der Offenbarung des Johannes, dort, wo das Paradies geschildert wird, heißt es: »Und die Blätter des Baumes dienen zur Heilung der Völker« (Kapitel 22, Vers 2). Die langen Haare trug Rass Lick, weil Gott es vorschreibt: »Sie sollen auch keine Glatze scheren auf ihrem Haupt, noch ihren Bart stutzen« (3. Buch Mose, Kapitel 21, Vers 5); die Weigerung, sich in Lohnarbeit zu begeben und für den Profit Babylons zu schwitzen, der Traum von der Wiederkehr nach Afrika und – dies vor allem – der Gebrauch des Heilkrautes, das von den Gottlosen »Rauschgift«, »Teufelsdroge« und »Mörder der Jugend« genannt wird, führte zu ständigen Konflikten mit dem Gesetz und seinen Vertretern. In den Ghettos der Hauptstadt, aber auch im tiefsten Busch waren Beleidigungen, Belästigungen, Beschimpfungen, Verprügeln und Verhaftungen der Rastas Alltag, nicht Ausnahme.

So war es nicht verwunderlich, daß vor etwa zwanzig Jahren ein junger, nicht aus Trelawny stammender Constable den jungen Rasta, der auf dem Markt von Falmouth Kräuter und Rinden verkaufte, die zur Herstellung des Roots-Tonikums notwendig sind, ohne jeden Anlaß aufforderte, ihm zur Wache zu folgen. Er schien sich sicher zu sein, daß der District Constable, der ihn auf seiner Patrouille begleitete, und die umstellenden Higgler und Besucher des Marktes sein Vorgehen gegen den »ungewaschenen, verlausten Verrückten« billigten. Er irrte sich. Der Rasta vor ihm, der ruhig und höflich hinter dem Tischchen mit seinen Waren stand, war allgemein beliebt. Er war sanft, gutmütig, hilfsbereit, gepflegt, stets gut aufgelegt und voll mit nicht verletzenden Scherzen. Er hatte sich Respekt durch seinen spirituellen Alltag erworben. Selbst anglikanisch oder methodistisch geprägte Marktfrauen mochten und priesen ihn als »Vorbild für die Jugend«, trotz seines

»seltsamen Glaubens«, den er unbeirrt, aber sanft, geduldig und tolerant vertrat und lebte.

Der Mann mit den roten Streifen an der Hosennaht blickte sich um und stieß Beleidigungen aus. Der Rasta bat ihn höflich, ihm das Gesetz zu nennen, das er verletzt haben sollte; er ginge ständig »den schmalen Pfad der Gerechten« und sei sich keiner Schuld bewußt. Der Polizist, der nicht zulassen konnte, daß solch ein Subjekt ihn disrespektierte, und nicht zugeben, daß er im Unrecht war, schloß die Hand um den Griff des Hartholzknüppels, den er an einem Lederband um das Gelenk trug, hob ihn über den Kopf und holte aus. Der Rasta bewegte sich blitzschnell zur Seite, faltete die Hände wie zum Gebet und schlug sie, sie dabei weit über den Kopf führend, dem Beamten an die Schläfe. Der fiel bewußtlos um. Die Umstehenden, die den Vorgang leise und empört kommentiert hatten, beendeten ihr kurzes, furchtsames Schweigen und brachen in laute Bravorufe aus. Der District Constable hielt es für besser, nicht einzugreifen. Sein Kollege war im Unrecht gewesen. Da ging der Vorgang ihn nichts an: Ein Feigling behält seine heilen Knochen.

»What a rass lick!« schrie ein älterer Farmer, der seinen Stand vier Yards von dem des Rastas aufgebaut hatte. »Was für ein Wumm im Schlag!«

Und der junge Rasta, der sich nach dem Titel der Fürsten in Äthiopien Ras genannt hatte, wurde seinen Spitznamen *Rass Lick* nicht mehr los. Er trug ihn mit Würde und wurde noch mehr respektiert.

Der Fall kam vor Gericht. Aber der Richter, der nicht nur klug, sondern auch – das soll es mitunter geben – gerecht war, sprach den jungen Rastafarian frei und zögerte auch nicht, dem Vertreter der Anklage ein paar harte Wahrheiten zu sagen: »Angesichts all der Zeugen, die hier vor Gericht auftraten, Menschen verschiedener Rassen und Klassen, darunter ein Friedensrichter, der im Bezirk hoch respektiert ist und dem Gericht nur zu gut bekannt als Mann von Wahrhaftigkeit und Lebensklugheit, hätte es gar nicht erst zu einer Anklage kommen dürfen. Ja, mein Herr«, fügte der Mann mit der Perücke hinzu, »wenn in Ihnen auch nur ein Fitzelchen von Anstand und Gerechtigkeitssinn existierte, Sie hätten sich eher um die Entlassung eines Polizisten aus dem Dienst bemüht, der sich nicht im geringsten an das Gesetz hielt, sondern es vorsätzlich mißbrauchte, seinen Vorurteilen gegenüber Minderheiten Macht verleihen zu können.«

»Respekt, wem Respekt gebührt«, hatte Rass Lick seinen Freunden gesagt, als sie nach dem Prozeß auf der Straße standen. »Der Mann hat bestimmt Kraut zum Frühstück geraucht.«

Nun half er mir, die Kokosnüsse, die ich für ihn mitgebracht hatte, aus meinem Landrover zu seinem Haus zu bringen. Kokospalmen sind im Landesinneren, im Westen der Insel selten, ihre Nüsse hier teurer als auf den Märkten in Kingston. Ich mochte ihn. Schon lange hatten wir es aufgegeben, über seine Religion und die Göttlichkeit von Haile Selassie, des Königs der Könige, des Löwen von Juda zu diskutieren. Es war wohl gleichgültig, ob er ein Vorkämpfer für die Sache der Dritten Welt ist oder nur einer der vielen Herrscher, die ihr geraubtes Geld auf Nummernkonten in der Schweiz transferieren lassen. In einem hatte Rass Lick völlig recht: Die internationalen Nachrichtenagenturen und Medienkonzerne, die über ihn berichten, sind in den Händen Babylons. Warum sollten wir ihnen trauen? Und was wußten wir schon über die Gründer anderer Religionen, die vor Hunderten oder Tausenden von Jahren gelebt haben oder gelebt haben sollen? Buddha, Stifter der humansten, soll zum Schluß von einem Reiskorn am Tag gelebt haben. Was tat er mit den Abertonnen auf den Feldern seiner königlichen Familie? Mose will seinen Gott in einem brennenden Busch gesehen ha-

ben. Wer je eine Überdosis Ganja zu sich genommen hat, sieht mehr als nur Büsche brennen. Selbst Theologen geben zu, daß Jesus weder im Jahre Null, noch am fünfundzwanzigsten Dezember geboren wurde und Teile der Bergpredigt aus dem dritten vorchristlichen Jahrhundert stammten; daß die penible römische Geschichtsschreibung, ging es um politische oder religiöse Prozesse in ihrem Reich, ihn nie erwähnt hat. Mohammed, ein arabischer Kaufmann im Dienst seiner fünfzehn Jahre älteren Frau, hatte auf seinen Karawanreisen Glaubensinhalte der Juden und Christen gehört, entstellte sie, stimmte sie auf die Mentalität seines Volkes ab und baute sie zur Religion und Staatslehre aus. Der Gründer der Kirche von England erwarb sich zunächst das Lob des römischen Papstes, als er Luthers Lehren angriff, ließ zwei seiner sechs Frauen hinrichten und sagte sich nur von Rom los, die Scheidung von seiner Frau zugunsten einer Hofdame zu erhalten und das Kircheneigentum zu konfiszieren. War nun Haile Selassie der lebendige Gott? Starb er wirklich 1975? War er mitschuldig an den Hunderttausenden von Hungertoten in seinem Lande? War er besser oder schlechter als sein kommunistischer Nachfolger, der nun des Völkermordes wegen angeklagt wird?
Menschen machen sich Götter nach ihrem Bilde: Es ist sinnlos, mit einem Gläubigen rational über Glauben zu diskutieren; ja, wie rational ist unsere Vernunft? Ich achtete die Würde, den Selbstrespekt, die Ruhe und Sicherheit, die Rass Lick sein Glauben verlieh. Ich habe wohl andere Krücken. Und recht hat er, wenn er sagt: »Solange die Löwen keine Historiker haben, werden nur Lieder gesungen, die den Jäger preisen.«

... to survive in virtue
In Babylon.
Black Uhuru

12

Rass Lick besaß ein hübsches Grundstück mit Blick auf das Städtchen Albert Town und die Berge jenseits des Tales auf der anderen Seite der Hauptstraße. Es war von einer gepflegten Hecke umgeben, und auf den Pfeilern, die das Gartentor hielten, ruhten große, weiße, gipserne Löwen. Eine Rastafahne wehte im Wind. Der Laden war klein, das Haus dahinter etwas größer. Rass Lick stapelte tief: Er könnte sich ein großes, ein sehr großes Haus leisten. Aber er gehörte zu denen, die beim Betrachten der Reichtümer dieser Welt nur lächelten und sagten: »Es gibt so viel, das ich nicht brauche.« Zudem würde ein großes Haus ihm nur den Neid der Nachbarn und Nachstellungen durch die Polizei einbringen.
Er ist der größte Ganjabauer und -aufkäufer der Gegend. Im Laufe der Jahre wurden die Ganjafelder immer tiefer in das unwirtliche und undurchdringliche Bergland gedrängt. Dafür sorgte Babylon: Polizei und Armee im Auftrag der Regierung in Kingston, die wiederum tat, was der große Bruder in Washington befahl. »Marionetten«, nannte Rass Lick sie, eher mitleidig denn verachtungsvoll. Babylon bezahlte zudem Spitzel und Informanten. Babylon hat Geld. Nahezu alles Geld dieser Welt. Und weil es Geld hat, ist es immer schwerer geworden, seinem Nächsten zu trauen.
So war Rass Licks Familie wieder zusammengewachsen, nachdem es sie vorher in zwei Kontinente, vier Himmelsrichtungen und, vor allem, in die Stadt, nach

Kingston, vertrieben hatte. Wie in den Tagen vor der Sklaverei wurde die Familie zur sozialen und wirtschaftlichen Einheit. So hatte der Druck von außen doch etwas Gutes. Brüder, Schwestern, Vettern und Cousinen arbeiteten zusammen und trugen zum Erfolg und Wohlstand bei. Rass Lick war der Erste unter Gleichen. Er hielt den Clan zusammen und die Verbindungen zu anderen Ganjafarmern und den Aufkäufern. Unausgesprochen war jedem klar, daß sein nächstjüngerer Bruder seine Nachfolge antreten würde, wenn Rass Lick »etwas zustoßen sollte«.

»Etwas zustoßen«, das war: Eine Kugel in den Kopf durch die Polizei oder durch aus dem Ruder gelaufene, immer verrückter werdende Gunmen aus der Stadt. Oder Knast. Sehr, sehr langen Knast. Denn Babylon verzeiht grobe Verstöße gegen Irrtümer und Verbrechen nicht, die zu seinem System und seiner Lehre gehören.

In der Nähe des Ortes baute die Familie Obst und Gemüse an. Dort aber, wo du nur noch zu Fuß, auf dem Eselsrücken oder einem sehr guten, geländegängigen Motorrad hingelangen kannst, lagen die Ganjafelder, selbst aus der Luft schwer sichtbar, umgeben von Bananenhainen und Bäumen mit großer Krone.

Der größte Teil war schon abgeerntet und verarbeitet worden. Hanf ist eigentlich eine pflegeleichte Pflanze. Genügend dicht gepflanzt, läßt sie Unkraut gar nicht erst aufkommen. Aber dicht pflanzen können nur Farmer, die Hanf in großem Stil zur Herstellung von Textilien, Papier, Ölen, Bau- und Dämmstoffen, Bindegarnen, Bremsbelägen, Spanplatten, Hohlbausteinen, Viehfutter, Waschmitteln, Medikamenten, Treibstoffen für Verbrennungsmotoren und vielem mehr anbauen.

Rass Lick und mit ihm Tausende anderer Bauern auf Jamaika pflanzen Hanf zur Gewinnung eines harmlosen, leichten Rauschmittels an. Wäre Hanf legal, es

genügten dreitausendsiebenhundertundzehn Acres oder eintausendfünfhundert Hektar auf unserer Insel, den Bedarf des US-amerikanischen Marktes für Marihuana, Weed, Grass, Pot, Kif, Herbs oder Ganja mit höchstem THC-Gehalt, der besten Güteklasse, eben die »Königin der Kräuter«, Sensimillia zu decken.
Die in den Vereinigten Staaten brachliegenden fünfunddreißig Millionen Hektar könnten, dicht mit Ganja bepflanzt, den ökologischen Umbau der Wirtschaft in die Wege leiten. Washington aber und all seine Vasallen verbieten dies. Überall auf der Welt. Babylon hat keinen Verstand. Babylon ist dumm und gewalttätig. »Darum wird es auch fallen«, sagte Rass Lick im Brustton tiefster Überzeugung stets. Uncle Albert hatte mich Skepsis gelehrt. »Dein Wunsch in Gottes Gehörgang«, pflegte er Auntie Marys Wunschdenken zu kritisieren, gleichzeitig aber auch zu respektieren.
Wir gingen in das Wohnzimmer. Eine von Rass Licks jüngeren Schwestern – sie trug Locks, in ein großes, buntes Tuch gehüllt, dazu ein Kleid mit afrikanischen Mustern, das bis zu den Fußgelenken reichte und lange Ärmel hatte, und Ledersandalen – begrüßte mich scheu, ihr Bruder deutete mit dem Kinn in Richtung Küche, die sich hinter der gemauerten Anrichte befand, wir setzten uns.
»Das ist Sister Charmaine. Erinnerst du dich noch an sie?« Rass Licks Tonfall war der eines Vaters.
Ich musterte sie erneut. Sie senkte den Kopf; anders als ihre jamaikanischen Schwestern protzte sie nicht mit ihrer natürlichen Schönheit. Sie war eine Rastafrau.
»Entschuldigung«, sie stand auf und kehrte mit einem gläsernen Krug und zwei Keramikbechern zurück, stellte sie vor uns auf ein kleines Tischchen mit bemalten Intarsien und zog sich zurück.
Rass Lick goß uns Orangensaft ein und beförderte einen Ziegenlederbeutel aus seinem Hemdausschnitt. Er öffnete ihn, holte Rizlas aus der Brusttasche und rollte einen großen Spliff.

Wir rauchten und schwiegen.
»Der ist noch besser als der im vergangenen Jahr«, sagte ich schließlich. Langsam blies ich den Rauch durch die Nase.
»Weich und angenehm, aber schnell wirksam, sehr ... körperlich. Wirklich sehr gut.«
»Ich habe mich in St. Elizabeth umgesehen«, erwiderte Rass Lick nach einer Weile. »Man weiß ja nie, zu welcher Zeit wir wieviel Regen erhalten. Es war ziemlich trocken in diesem Jahr. Kaum Regen im Mai/Juni. Die Regenzeit im Oktober fiel aus. Aber Farmer sein, heißt ständig lernen. Haben die Samen noch weiter voneinander gesetzt. Kaum schießen die Triebe, jäten wir die männlichen aus, und die weiblichen haben noch mehr Platz, Licht, Luft, Sonne. Um diese dann eine dicke Packung aus Guineagras und Dung! Das Gras hält den Tau lange. Mit dem Dung haben wir rumexperimentiert. Hühnerscheiße allein ist zu scharf. Also mischen wir sie mit Kuhdung und kompostierten die Mischung eine Weile. Ich sag dir, Star, wir haben diesmal das beste Sensi seit Jahren geerntet. Guck mal«, er griff unter das bequeme Sofa und holte zwei große, braune Papiertüten hervor, »je nach Bodenart und Düngung haben wir verschiedene Sorten erzielt. Breit wachsende ... Siehst du?« Er zeigte mir eine ungetrocknete Pflanze. »Kurz und breit und ...«, er lachte kurz auf, »extrem saftig. So ein richtiges Weibchen. Das beste Sensi seit Jahren.«
Sensimillia ist unsere Verballhornung der spanischen Worte *sin semilla*, ohne Samen. Männliche Ganjapflanzen werden, kaum ist ihr Geschlecht von den Experten erkannt, gejätet und vernichtet. Die weiblichen sondern dann viel mehr Harz aus, sind sie geschlechtsreif geworden. Das erhöht den THC-Gehalt. »Ständig gibt es neue Sorten, nein ... Abarten, Unterarten«, fuhr Rass Lick fort. »Guck mal hier, Alaska ...«, er hielt die Pflanze noch einmal hoch. »Oder Kambodscha. Siehst ja, schlanker und höher.

Aber im Grunde gibt es nur eine Pflanze: Cannabis sativa. Die Unterschiede liegen in der Art der Böden, der Intensität der Sohnenbestrahlug, der Höhenlage der Äcker, der Wässerung und Düngung. Wie beim Wein oder Kaffee.«

Ich lehnte mich in meinem breiten Sessel noch bequemer zurück. Ich liebe es, wenn ein Farmer auf sein Produkt stolz ist. Dazu hat er jeden Grund: Seine Arbeit ist hart.

Wir tranken den Orangensaft. Rass Lick baute einen neuen Spliff.

»Nein, nein, noch nicht!« protestierte ich schwach, ein ironisches Lächeln andeutend. »Das Zeug macht mich hungrig.«

»Das kann man wohl sagen«, erwiderte der Rasta stolz. »Das Gehirn weit, den Schwanz ausdauernd, den Mund trocken, die Augen rot, die Haut empfindlich, den Magen hungrig ... Sister Charmaine hat das Abendbrot gerichtet. Du brauchst nur zu sagen, wann du bereit dafür bist.«

»Jetzt! Gleich! Sofort!« verlangte ich.

Wir wechselten hinüber in die Eßküche und wuschen uns die Hände im Spülstein. Nach und nach kamen seine Brüder und Schwestern, Vettern und Cousinen und setzten sich, wie wir, an den großen, polierten Zedernholztisch.

Ich grinste: Zu sehr fühlte ich mich an eine Variation des berühmten Bildes von da Vinci erinnert, auf dem der Herr und seine Jünger ihr Abendmahl einnehmen. Ein bekannter Rasta hatte es gemalt, es gab auch Poster davon: Die Abendmahlsgesellschaft ist schwarz. Denn Gott ist schwarz. Sein Sohn konnte nicht blond und blauäugig sein. Die Bilder von Ihm, die von US-amerikanischen Missionaren gratis verteilt werden, lügen. Verträte ich einen Glauben, ähnlich dem der Rastas, ich schriebe die Heilige Schrift etwas um. Sie würde dann so beginnen: »Am Anfang schuf die Schwarze Göttin Himmel und Erde ...«

Denn kann es Leben geben ohne weiblichen Ursprung? Das XY für den normalen männlichen Chromosomensatz ist nur eine verkrüppelte Form des XX für den weiblichen ...
Rass Licks diesjährige Sensiernte war wirklich hervorragend. Ich war sehr beschwingt und aß mit Genuß und viel.
An unserem Tisch waren die Apostel unvollständig: Ein Teil der Verwandten meines Gastgebers bewachte noch immer Ganjafelder gegen Diebe und ... Vögel. Die lieben das Kraut sehr. Darum singen sie auch ständig. Wenn du im tiefsten Busch dies Geräusch der Knarren hörst, sie fernzuhalten, weißt du ... Meine Gedanken schweiften in Muße.
Zudem waren einige der Jünger Frauen. Sie waren sehr dunkel, sehr stolz und sehr zurückhaltend. Zu zurückhaltend für meinen Geschmack. Aber ich war zu Selbstbewußtsein und Selbstvertrauen erzogen worden. Ich hatte keine Angst vor Frauen wie die Männer im Alten Testament, an denen sich die Rastas orientieren. Hier schützte eine starke Ideologie, mit großen Löffeln eingenommen, vor der Stärke und Überlegenheit der Frauen. Verdrängt wurden zum Beispiel die Frauen im Buch der Richter. Ganz zu schweigen von denen in jenen Büchern der Bibel, die bei Juden und Christen der Zensur anheimgefallen und nicht in den Kanon aufgenommen worden sind.
Ich lobte das Essen und die Köchin.
Im allgemeinen mag ich I-tal-Essen nicht, die salzlose, vegetarische Nahrung der Rastas. Aber Sis Charmaine machte aus dem kurzgeschmorten gemischten Gemüse mit Hilfe von Kräutern eine Delikatesse. Nur in einem war ich mir sicher: Mahlzeiten ohne gut gewürztes Fleisch machen mich nur kurzfristig satt; nach etwa zwei Stunden bin ich wieder hungrig, egal, wieviel ich mir in den Schlund gestopft habe.
 Zum Nachtisch gab es einen Fruchtsalat aus Manda-

rinen, Orangen, Grapefruits und drei Bananensorten in einer Limetten-Honig-Creme. Für mich, den Gast, hat Rass Lick auf einem Regal sogar eine Flasche roten Rums in Reserve. Ich verfeinerte meinen Salat mit einem Schuß davon und sprenkelte braunen Zukker über ihn. Auch dieser war nur für Gäste da. Rastas wie Rass sind sehr tolerant. Wer sich seiner Überzeugung sicher ist, braucht nicht zu eifern.
Nachdem die Frauen den Tisch abgeräumt und abgewischt hatten, verschwanden auch die männlichen Verwandten. Sie nickten mir freundlich zu, murmelten etwas zum Abschied und waren fort. Rass Lick hatte seinen Haushalt sehr patriarchalisch organisiert. Jeder fand das in Ordnung.
Wir rauchten wieder einen Spliff und redeten übers Geschäft. Ich überreichte meinem Partner eine große Tasche mit Bargeld, die Hälfte der ausgemachten Summe. Er zählte nicht nach. Das war bei uns nicht nötig. Er reichte die Tasche durch die Küchentür und verschloß sie. Er setzte sich wieder auf das Sofa und rollte sich einen Spliff. Ich sog derweil an dem anderen.
»Wenn alle *Bald-Heads* wären wie du«, sagte er nach einer Weile und leckte an der Gummierung des Blättchens, »wäre die Welt um einiges angenehmer.«
Ich war zwar Lob von ihm gewohnt, vermutete aber, daß er etwas auf dem Herzen hatte.
»Ärger gehabt?« fragte ich und ließ einige Eiswürfel in mein Glas mit Orangensaft gleiten.
Rass Lick rauchte den Spliff an, sah geistesabwesend der großen Rauchwolke nach und nickte dann.
»Wir hatten Besuch.«
Ich kniff die Augen zusammen.
»Babylon?«
»Schlimmer.«
»Armee?«
»Schlimmer.«
»Gunmen aus der Stadt?«

Rass Lick nickte bedächtig. »Aber wir hatten derlei schon erwartet – Freunde bei Maroon Town hatten uns gewarnt – und unsere Vorkehrungen getroffen ... Die Felder liegen nicht mehr, wo sie vor einigen Jahren lagen. Wie du weißt, bereitet Ganja den Boden für andere Ernten hervorragend vor, und unsere Hütten und Trockenplätze reißen wir auch immer wieder ab, sie woanders aufzustellen.«

Ich schwieg und rauchte.

»Hendersons Leute. Sehr üble Typen ...«

»Henderson?« Ich war sehr überrascht. »Der aus Mo' Bay, der im vergangenen Jahr seine Textilfabrik im Freihafen zugemacht und etwa zweihundert Frauen auf die Straße gesetzt hat?«

»Eben der. Kennst du ihn?«

»Nein, ich habe darüber nur etwas in der Zeitung gelesen.«

»Eine Ratte!« spie Rass Lick, erregter, als ich ihn je gesehen hatte.

»Schickte zwei Gunmen her. Die wollten abkassieren. Geld oder Ware oder ... Taten so, als wenn sie hundertfünfzig Prozent Profis sind. Waren aber zu high, Dinge richtig checken zu können. Crack macht mutig und dumm. Kerls aus der Stadt, Abschaum!«

»Und?«

»Wedelten mit ihren Kanonen ... Aber wir hatten Heimvorteil und die Macheten an den richtigen Stellen versteckt, in Griffweite, über den Türen und auf den Schränken ... Haben wir sie entwaffnen müssen und mit den Breitseiten der *Cutlasses* schwarz und blau gehauen. Hier«, wieder griff er unter das Sofa und holte einen Kinderrucksack hervor. »Eine Pistole mit Schalldämpfer ...«

»Mit Schalldämpfer? Rahtid!«

»Und hier, ein Fünfundvierziger.« Er zeigte ihn.

Ich überlegte und sagte dann vorsichtig: »Macht es dir was aus, wenn ich sie von meinem Freund überprüfen lasse?«

»Prento? Klar kann er sie haben. Wir brauchen so etwas nicht. Wir«, er betonte das Wort extrem, »haben keine Verwendung für so etwas. Rastaman vibrations, positive.«
Er steckte die beiden Waffen zurück in den Kunstlederrucksack und überreichte ihn mir. »Ich bin sicher, mit denen sind schon Menschen umgebracht worden. Die beiden schienen überhaupt keine Skrupel zu kennen. Vollprofis!« Er lutschte an den oberen Schneidezähnen. »Die haben weniger auf der Pfanne als wir Landpomeranzen.«
»Wie sahen sie aus? Hast du ihre Namen?« Ich konnte nicht behaupten, daß mir diese Wendung gefiel.
»Einen Spitznamen nur: John Wayne. So ein bulliger Browning mit einem Kinn wie ein Eber. Das war der mit dem Revolver. Und der mit dem Profikillerspielzeug, ein dunkler, schlanker Kerl mit Ohrring. Der hat versprochen wiederzukommen ... Kein Wunder, nachdem wie der aussah, nach unserer ... Behandlung.«
Etwas klingelte in meinen Ohren.
»Noch mal«, unterbrach ich ihn. »Ein dunkler, schlanker Kerl mit Ohrring? Kingstonian? Mit sadistischen Ambitionen ... ?«
»Ja. Wieso? Kennst du ihn?«
»Kann sein«, sagte ich, in Gedanken verloren. Das wäre ein seltsamer Zufall. Oder auch nicht: Unsere Insel ist klein, und dunkle, schlanke Killer mit Ohrring in der Koksbranche gibt es nicht grad wie Sand am Meer. »Kann durchaus sein. Und die wollen zurückkommen?«
»Haben sie jedenfalls gedroht. Ich glaub nicht dran. Die mußten nur ihr Gesicht wahren, das wir nicht gerade verschönert hatten. Ich schätze, die haben was Besseres zu tun. Wir haben es ihnen gegenüber deutlich gemacht: Erinnere deine Feinde daran, wer deine Freunde unterstützt. Die ziehen nicht in den Krieg. Nicht hierher. Vielleicht in Rema, Arnett Garden oder Tivoli. Da ja, aber nicht hier.«

»Und Henderson, kennst du ihn?«

»Zu gut. Der hat vor einigen Jahren versucht, mich und andere Farmer übers Ohr zu hauen. Mit Gewalt. Lief aber nicht. Seither ist er im Kokaingeschäft. Bringt mehr ein. Damit hat er ja auch seine Fabrik auf die Beine stellen können.«

»Um sie wieder zuzumachen und Hunderte ins Elend zu schicken.«

»Hm. Ja. So sind die eben. Eine Fabrik in der Freihafenzone eignet sich nicht sonderlich zum Geldwaschen. Aber so'n Satan hat seine Finger in jeder Art von Geschäft. Wenn eines mal nicht läuft, hat er drei andere Arten von Einkünften.«

»Kannst du das mit dem Schnee beweisen?«

»Nein. Aber das weiß doch jeder«, erwiderte Rass Lick empört, fügte aber nach einer kurzen Pause hinzu: »Na, nicht jeder. Du wohnst ja im Osten. Aber hier im Westen weiß jeder Bescheid.«

»Und keiner haut ihm auf die Finger?«

»Dem?« Rass Lick lachte höhnisch. »Der schmiert zwischen Negril Point und Morant Point alle, die Schmierstellen haben. Die meisten. Fährt mit seinem Vierradantriebsgeschoß herum, so ein Trooper in Metallicfarben, zwei Leibwächter dabei, und lenkt mit einer Hand. In der anderen ein Guinness. In der dritten ein Handy. Protzer!«

»Und was wollten seine Leute genau?«

»Zwanzig Prozent vom Bruttogewinn der diesjährigen Ernte.«

»Ist ja reizend«, sagte ich, mit den Gedanken schon ganz woanders. Wäre fein, könnten wir zwei Fliegen mit einer Klappe erwischen. »Ist wirklich reizend.«

Eh, Babylon, yuh nah like ganja-men
But ah we bring de foreign currency
upon de island.
Barrington Levy

13

»Die Zeichnungen mit den Anweisungen, wie wir das Weed verpacken sollen, waren diesmal – vorsichtig ausgedrückt – etwas seltsam«, sagte Rass Lick, als wir im Dunkeln vor dem Haus standen.
»Weil die Transportweise dies Mal seltsam ist«, kicherte ich.
»Ich dachte es mir. Erzähl mir nichts, und paßt gut auf!«
»Ach«, meinte ich, »du weißt ja, ein Mann, der fürs Gehängtwerden geboren ist, kann nicht ertrinken.«
»Jah mit dir!« Wir ballten die Rechte zur Faust und stießen sie aneinander.
»Ach ja«, bemerkte er zum Abschied noch, »Sis Charmaine hat viele Fragen über dich gestellt.«
»So? Hat sie das?«
»Auch als sie in Downtown wohnte und es ihr schlecht ging, dich hat sie nicht vergessen. Weißt ja, wie Frauen sind.«
»Nein, Bruder, das weiß ich nicht.«
»Nicht?« Rass Lick wirkte irritiert. »Ein Mann mit deinen Erfahrungen? Hast fünf oder sechs Babymothers und keine Ahnung von Frauen?«
»Ich habe gerade angefangen, eine von ihnen ein wenig zu verstehen.«
Rass Lick strich sich über den schütteren Bart. »Na, sei dem, wie dem sei ... Sis Charmaine, jedenfalls, hat großes Interesse an dir gezeigt. Das ist mir nicht unlieb ... 's wäre nicht schlecht, wenn wir nicht nur

geistig verwandt wären. Mach draus, was du willst. Du bist uns stets willkommen.«

»Gute Nacht, Rass Lick.«

»Walk good, Ruffie!« Er drehte sich um und ging durch die Tür ins Haus. Ich seufzte, stieg in meinen Landrover, wendete ihn vorsichtig und fuhr langsam nach Norden. Im Dunkel der Nacht und voll mit Sensi war die Fahrt noch anstrengender als am Tag. Am liebsten wäre ich aus dem Wagen gestiegen, hätte die Arme ausgebreitet und wäre geflogen. Es gelang mir jedoch, mich zu überzeugen, daß dies noch nicht möglich war.

In Jackson Town versuchte ich mühsam, mich zu orientieren. Zwei Mal nahm ich die falsche Gasse und landete wieder auf der Hauptstraße. Dann erkannte ich das Fachwerkhaus im Ortskern wieder, an dem ich bislang vorbeigefahren war, und folgte einem grasüberwachsenen Pfad in Richtung Nordosten. Hunde bellten Staffel. In jedem Yard, an dem ich vorbeikam, muß es mindestens ein halbes Dutzend geben; hörten sie auf, lautstark ihr Territorium – zu dem wohl auch der Weg gehörte – zu verteidigen, fingen ihre Kumpel nebenan mit dem Lärm an. Ich verfluchte sie alle. Wie soll ein Mensch in Ruhe schlafen können, wenn seine Köter mit ihrem Getöse anfangen, wann immer ein Passant am Gehöft vorbei kommt? Wie dies Bellen unterscheiden von dem, das eigentlich angestimmt werden müßte, wenn jemand in den Hof eindringt? Valerie hatte ihre beiden Promenadenmischungen gut erzogen. Daher trachtete ich ihnen auch nicht nach dem Leben. Denn ginge es nach mir, neunzig Prozent der Tölen auf der Insel würden zu Katzenfutter in Dosen verarbeitet oder ausgenommen und ohne Fell, tiefgefroren, nach China oder auf die Philippinen verschifft …

Der Pfad bog scharf nach rechts ab. Ich hielt an und hupte, zwei Mal lang, zwei Mal kurz, und hörte einen

Pfiff. Vorsichtig steuerte ich den Geländewagen durch einen schmalen Graben und sah das Dach von Lintons Hütte vor mir. Ein Verandalicht ging an. Ich fuhr hinter die Hütte, nahm meine Tasche und den Eßkorb heraus und umrundete das Gebäude. Linton saß in seinem alten Schaukelstuhl und rauchte einen Spliff.
»Irie!« grüßte er. »Pünktlich wie ein Engländer ...«
Ich ließ mich in dem anderen Stuhl nieder und streckte die Beine aus.
Linton schob mir eine braune Papiertüte und Blättchen, die auf dem Tisch vor ihm lagen, zu. »Bedien dich.«
»Danke, aber ich bin schon breiter als der Broadway.«
Linton lachte. »Ja, die diesjährige Ernte ist Spitzenqualität. Ich kann kaum die Augen offenhalten. Habe nur auf dich gewartet.«
Ich warf einen Briefumschlag in seinen Schoß. »Bleibe nicht lange. Bin auch todmüde.«
»Wie immer, Ruffneck?«
»Wie immer. Linton.«
Er lachte leise im Halbdunkel. »Ich glaube, dein Rover ist der bestlackierte auf der Insel. Selbst wenn Chassis und Aufbau verrostet und verrottet wären, die vielen Lackschichten hielten ihn immer noch zusammen.«
Etwa dreihundertundfünfzig Tage im Jahr ist mein Wagen hellblau, nur an den Tagen, an denen meine Freunde und ich die Devisenbilanz unseres Landes aufbessern helfen, gleicht er einem der Armee, ist von häßlichgrüner Farbe, trägt in Schwarz die Nummern der Einheit, der zuzugehören er vorgibt, und die richtigen, also gefälschten Nummernschilder. Wir lieben die Armee. Vor ihr hat jeder Respekt. Selbst die Polizei.
»Eh, Linton ...!«
»Ja?«

»Hab ich dir schon von dem Jux erzählt, den El Cubano sich jüngst mit den Bullen geleistet hat?«

»Nein. Erzähl!« Linton wandte mir sein tiefschwarzes, breites, gefurchtes Gesicht mit der flachen Nase und der großen Narbe auf der Stirn zu. »Du meinst doch den fetten Kaffeebaron aus St. Thomas, den mit dem aberwitzigen Wagenpark und dem Vierhundertfünfziger Mercedes?«

»Hm, genau den. Also, in einem Nachtclub in Port Antonio war es zu einer Schlägerei zwischen Armeeangehörigen aus einem Lager in den Bergen und lokalen Polizisten gekommen, die an jenem Abend eine Razzia durchführen mußten. Die Bullen waren in der Überzahl, die Soldaten wurden viehisch verprügelt und eingesperrt. Nach ihrer Freilassung rückten sie in dreifacher Stärke in der Stadt ein und verprügelten jeden mit roten und blauen Streifen an der Hose, dessen sie ansichtig wurden ... Tja, und davon hörte nun El Cubano, dieser enorm fette Millionär mit Vollbart, der ihm den Spitznamen eingetragen hatte, in St. Thomas – die Kunde von dieser schönen Sache hat sich blitzschnell bis Kingston verbreitet – und spendete den Soldaten ungezählte Kästen mit Bier, Ale und Stout. Die wurden mit einem seiner Lastkraftwagen in die Berge transportiert. Und dann schickte er noch vier riesige Schafböcke, Barbados Blackbellies. Und kannst du dir vorstellen, wie die das Lager in den Blue Mountains erreichten?«

»Nein«, lachte Linton fett; die Geschichte gefiel ihm: Die Narbe auf der Stirn hatten ihm vier Polizisten verpaßt, »erzähl!«

»El Cubanos Männer legten den Tieren Gurte um den Bauch. Dann flogen Hubschrauber der Armee ein und nahmen diese Gurte an Haken, transportierten die Hammel über große Teile von St. Thomas und Portland durch die Lüfte. Im Lager wurden sie sachkundig geschlachtet; und es heißt, die Soldaten und

El Cubano hätten vierundzwanzig Stunden gegessen und gebechert. Jeder, der davon hörte, lachte sich scheckig. Der Premier soll sein Mißfallen geäußert haben …«
Linton schlug sich auf die Schenkel. »Alles, was recht ist, das ist eine zu schöne Geschichte, um wahr zu sein.«
»Sie ist wahr«, beteuerte ich. »El Cubano hatte Geld wie Heu, er war ein Multimillionär in US-Dollar, mein Bester, aber er war *roots*.«
»Das findest du nicht oft: einen schwarzen Aufsteiger, der noch *roots* ist«, meinte Linton nachdenklich. »Aber wieso sprichst du in der Vergangenheitsform?«
»El Cubano ist tot«, antwortete ich. »Er war zu fett, hat zuviel gegessen, zuviel getrunken und vielzuviel gearbeitet …«
»Ja, so kann es gehen«, sagte Linton abschließend.
»Ich ließ den Rover zum Umspritzen in seinem Gehöft. Er lieh mir sein Vierhundertfünfziger Motorrad, und ich fuhr, über die Maßen müde, zurück.
Im Guesthouse angekommen, legte ich mich sofort schlafen. Valerie nahm mich schlaftrunken in ihre warmen Arme.
»Uh, bist du kalt«, machte sie.
»Ich hab die Karre zum Lackieren gleich dort gelassen und bin auf dem Motorrad gekommen«, murmelte ich und kuschelte mich enger an sie.
»Und, wie war's?«
»Wie immer. Gut.« Ich schloß die Augen wieder.
»Ach ja, eh ich's vergesse«, flüsterte Valerie noch im Dunkel des Schlafzimmers. »Billy Chang ist wirklich sehr krank. Ich habe einen Mann noch nie dermaßen trinken sehen! Und dabei wird er gar nicht betrunken …«
»Morgen«, gähnte ich. »Erzähl es mir nach dem Aperitif vor dem Frühstück.«
Sie antwortete nicht. Ich hörte ihr ruhiges Atmen und war mir nicht einmal sicher, ob ich ihr etwas gesagt

hatte. Dann tauchte Sis Charmaines Gesicht vor mir auf. Sie wirkte sehr ernst und sehr zurückhaltend. Sie wäre eine gute Babymother ... Innerhalb einer Minute war ich eingeschlafen. In unserem Beruf braucht man den tiefen, gesunden Schlaf der Unschuldigen.

Light up the spliff,
Light up the chalice,
Light it up in Buckingham Palace!
Bunny Wailer

14

Das neue Schuljahr hat längst begonnen, und das Erziehungsministerium hatte, wie unsere Pensionswirtin uns erzählt, wieder einmal die Mittel zum fortlaufenden Betreiben der Primary School in Duncans nicht überwiesen. Oder es hat dies getan und sie auf dem Stand von 1988 belassen. Damals erhielt man fünf Dollar und fünzig Cents »J«(amaican) für einen US-Dollar. Nun muß man schon dreiunddreißig jamaikanische Dollar für einen *Greenback* hinlegen. Die Inflationsrate von 1992 auf 1993 betrug hundertundacht Prozent! Mit dem Betrag, den das Ministerium eventuell überwiesen hat, kann die Schulleitung nur noch ein Sechstel dessen kaufen, was man kürzlich noch bekam.
Was tun?
»Unsere Schule«, erzählt uns Miss B. ganz begeistert. »hat eine gut arbeitende Eltern-Lehrer-Vereinigung und einen Rektor, der die Kinder und seinen Beruf liebt. Wir haben ein Treffen anberaumt, bei dem es nur einen Tagesordnungspunkt gab – die Regierung in Kingston ist weit weg und saublöd, also gilt es: Gelder aufzutreiben. *We haffi raise funds.* Und womit und wie?« Miss B. zählt die Möglichkeiten an den Fingern auf. »Grillnachmittag? Fleisch ist teuer, und wenn es regnet ...? Nein. Tanzabend? Ein gutes *Sound System* gibt's ab fünftausend Dollar. Modenschau? Hm. Bingo-Abende? Nun ... Domino- oder Cricket- oder Fußballturnier? Nein. Das erfolgversprechendste ist ...«

»Ein Concert«, wirft Valerie ein.
»Richtig, ein Bunter Abend. Wir legten das Datum fest, haben Plakate mit der Hand gemalt, die Eintrittskarten von der Matritze abgezogen und Miss P., die Klassenlehrerin des vierten Schuljahres und Leiterin von Kursen in Freier Rede, Theater, Musik und Tanz zum MC, *Master of Ceremonies*, gewählt, und ... Sie kommen doch? Bitte!«
Natürlich kamen wir. Nachdem wir einen Anruf nach Falmouth getätigt hatten.
Die Musik vom Kassettenrecorder wird abgestellt, das Licht im riesigen Raum – zwei große Schiefertafeln teilen ihn in drei »Klassenzimmer« ein – gelöscht. Miss P. tritt in das spärliche Licht auf der Bühne, bittet um Aufmerksamkeit, guckt auf den Spickzettel und kündigt förmlich, in bestem *Queen's English*, den ersten Auftritt an.
»Meine Damen und Herren, liebe Eltern, lieber Herr Rektor, liebe Kollegen, verehrte Anwesende! Wir beginnen unser Concert mit Darbietungen von Schülern der Klassen eins bis drei. Unser kleiner Johnny Brown, ein Erstkläßler, trägt ein Gedicht vor, und zwar ...« Ein erneuter Blick auf den Zettel: »Auszüge aus der Ballade *The ancient Mariner* von Samuel Taylor Coleridge!«
Miss B. neben mir stöhnt laut auf. »Mein Neffe, hilf, Jesus, hilf!«
Von nun an *schwatzt* Miss P. *Patois*, unsere Sprache.
»Nun komm' schon, Junge ...!«
Die Mutter des Kleinen – der wie alle Schüler in seiner Uniform auftritt, dem Khakianzug mit braunen Strümpfen und schwarzen Schuhen – schiebt ihn durch einen Gang zwischen den Pultreihen und erreicht die Bühne. Sie trägt ihren besten Sonntagsstaat aus himbeerfarbenem Polyester mit vielen Rüschchen und Schleifen, über der linken Schulter ein rosa Frotteehandtuch zum Schweißabwischen, ihre Haare sind chemisch geglättet und onduliert.

»Fünf Dollar!« sagt sie heiser und aufgeregt. Sie räuspert sich und starrt kampfeslustig in die Zuhörermenge.
»Fünf Dollar für den Auftritt unseres kleinen Johnny«, heizt die MC im Stil einer Auktionatorin an. Die Menge murrt. Und ich weiß auch warum: Sie haßt diese Ballade und noch mehr ihren Verfasser. Die älteren unter den Zuhörern haben unter dem Currikulum der Schulen vor der Unabhängigkeit, 1962, gelitten. So springt ein Mann auf, kramt in der Börse, läuft zur Bühne, drückt der MC einen Geldschein in die Hand und ruft: »Zehn Dollar dafür, daß uns dieser *Kulcha-Shit* der alten Kolonialherren erspart bleibt!«
Gelächter und Beifall.
Johnnys Mutter wirft ihm wütende Blicke zu. In der Kneipe oder auf der Straße würde sie ihm eine runterhauen – sie ist mindestens vierzig Pfund schwerer als er – aber hier ... Sie hebt das Kinn (»Fuck off an' go weh!«), nestelt in ihrer Börse und ruft mit fester Stimme: »Noch mal fünf *für* den Auftritt!«
»Miss P. hat das Gedicht mit Johnny einstudiert«, flüstert Miss B. mir ins Ohr, »und meine Schwester hat mit dem Jungen geübt, geübt, geübt ...«
Und keine Macht der Welt, das wußte ich, würde ihn davon abhalten können, die Ballade zum höheren Ruhm der Familie mütterlicherseits vorzutragen.
Aber da drängt sich eine ältere Frau mit kunstvoll gefaltetem Kopftuch auf die Bühne und schreit, grimmig lachend: »Fünf Dollar, damit dieser kleine Lauser unter Mutters Rock verschwindet.«
Miss B. verdreht die Augen.
»Susans Nachbarin«, flüstert sie ergeben. »Mit der hat sie ständig Streit.«
Die beiden Frauen blicken einander kampflustig an. Krieg droht. Zeit für Miss P. einzuschreiten.
»Wer bietet mehr für den Auftritt?«
Wortlos, mit zusammengekniffenen Augen, mit der eines führenden Mitglieds einer konservativen Kir-

chengemeinde eigenen Würde (»Methodistin«, flüstert Miss B., mit Verachtung in der Stimme) überreicht eine ältere Dame, schwarzes Kleid, schwarzer Strohhut, Miss P. eine Banknote. Allen müßte doch klar sein: Nur der entschiedene, flächendeckende Einsatz der erhabensten Kulturgüter der zivilisierten Welt kann der Barbarei, die sich hier – vor aller Augen! – abspielt, ein Ende bereiten. Da scheint jemand aber ganz anderer Meinung zu sein: Ein etwa siebzigjähriger Mann in verwaschener Glockenhose, Niketurnschuhen, schwarzem T-Shirt mit der Aufschrift »Fuck the World«, eine rote Baseballmütze auf den grauen Haaren, ein Streichholz im Mundwinkel, schreitet, mit der Rechten den Beifall abwinkend, der ihn empfängt, zur Bühne, dreht sich um, nimmt das Streichholz aus dem Mund, lächelt, die beiden einzigen Vorderzähne entblößend, die ihm geblieben sind, streicht über die grauen Stoppeln auf dem Kinn, öffnet den Mund und sagt zunächst einmal gar nichts. Die Menge lacht. Einige ältere, fette Frauen kreischen wie Teenager auf. Kinder und Jugendliche lachen daraufhin. Die mittleren Jahrgänge lächeln.

»Nichts gegen Coleridge«, sagt der Mann nach einer langen Pause. »Nichts gegen eine gute Ballade. Aber ...«

Er verstummt und grinst. Der geborene Volkstribun.

»Mass Eric«, flüstert Miss B. kichernd, »er spielt Banjo. In der Mento-Band, die nachher auftreten wird.«

»Hier sind«, Mass Eric hält zwei Banknoten hoch, »sechs Dollar.«

Er dreht sich um, klettert auf die Bühne, gibt Miss P. das Geld. Die Menge starrt ihn erwartungsvoll an.

»Sechs Dollar gegen John Brown!« ruft Mass Eric nach einer guten Weile.

Gelächter und Beifall. Der Musiker winkt ironisch-würdevoll ab.

»Ein kleiner Angeber; ein stämmig gebauter Junge, der Mädels aus der Vorschule verprügelt! Einer, der sich lieb Kind bei seiner Lehrerin macht! Einer, der seiner Mutter nölend widerspricht, wenn er abends die im *Bush* angepflockte Ziege nach Hause bringen soll, ein Tunichtgut und Tagedieb, in einem Wort: Ein *Bully-Bwuoy* und *Ginnal*, der? Gedichte aufsagen? Dazu noch eines von Coleridge, das ich bis heute auswendig kann? Kommt nicht in die Tüte!«
Die Menge ist in Fahrt gekommen. Bemerkungen werden laut ausgetauscht. Die meisten stimmen Mass Eric zu.
Miss P. zählt das Geld. »Sechsunddreißig Dollar für unseren Fond. Einer davon, der letzte, gegen Johnny und seine Ballade! Wer bietet mehr? Na, nicht so schüchtern, und ein bißchen hoppla. Es handelt sich um den ersten Auftritt, und wir alle wollen ja …«. Die MC deutet auf jemanden, der sich ihr aus dem Dunkel nähert. »Ja?«
Ein etwa dreizehnjähriges Mädchen stolziert mit der ihrem Alter gemäßen Pose – die knospenden Brüstchen hervorgereckt – zur Bühne. Sie trägt ein graues Westenkleid mit Gürtel und weißer Bluse, dazu eine rosafarbene Krawatte, weiße Socken und schwarze Lackschuhe.
»Meine Nichte Sonya«, flüstert Miss B. »Jonnys Schwester. Sie besucht die zweite Klasse der hiesigen High School.«
»Zwanzig Dollar für John!«
Beifall und Pfiffe.
Die Mistress of Ceremonies sieht sich um, bewegt die Rechte, um Ruhe bittend, auf und ab: Es wird still.
»Na, denn man los, Jonny«, sagt sie weich und freundlich, dem kleinen Jungen Mut zu machen, beugt sich nieder und flüstert in sein Ohr. Der Kleine nickt.
Mutter, Schwester und Opponenten verlassen die Bühne und setzen sich auf ihre Plätze. John schluckt. Sein winziger Adamsapfel hüpft auf und ab; aber

dann geht ein Ruck durch seinen Körper, er stampft mit dem Standbein auf, als trete er die Erde um ein gerade gepflanztes Mangobäumchen fest, und setzt das Spielbein elegant an den Bühnenrand. Er sucht sich jemanden im Publikum, von dem er weiß, daß dieser gegen ihn und die Ballade ist, und macht sich daran, ihn zu überzeugen.

»The ancient mariner!« kräht er und leiser, eindringlich, betont, daß niemand den Namen und seine Daten vergißt: »Von Samuel Taylor Coleridge, 1772 bis 1834!«

Und er trägt das Gedicht voller Begeisterung vor, gliedert es kunstvoll, spürt seinen inneren Baßlinien nach und bewegt sich nach diesen. Er illustriert die Ballade wie bei einer szenischen Lesung, so, als sei sie eben gerade gefunden, erfunden, in Verse gesetzt. Für ihn ist sie nicht *klassisch*. Für ihn erzählt sie eine Geschichte. Denn das tun Balladen. Geschichten gehen von Mund zu Mund und tauschen Erfahrungen aus. Diese zu verstehen, wurde er von seiner guten Lehrerin angeleitet. Er trägt sie vor wie einer aus der Hitparade, wie *Shabba Ranks* oder *Tiger*, *General Degree* oder *Lieutenant Stitchie*, wie ein DJ, nein, besser!, wie *der* DJ des Jahres, wie der, der so ist, wie alle John Browns aller Altersklassen, jeder Hautfarbe sein wollen, wie *Buju Banton*!

Johnny erhält rasenden Applaus. Ältere Männer schlagen mit ihren Krückstöcken auf Pulte, alte Frauen werfen Kußhände, Mass Eric pfeift auf einem Schlüssel, Jungen und Mädchen trommeln auf Schulbänken, Pulten, gegen die Wände und, wann immer möglich, auf Wellblech, Mütter klatschen in die Hände, Johns Mutter strahlt, ihre Handflächen schmerzen wohl schon, einige junge Männer heben die Rechte, in denen Gasfeuerzeuge, die Flamme auf groß gestellt, flackern, Johns Schwester zeigt einen erigierten Mittelfinger; und Johnny Brown steht im Licht, das Kinn erhoben, die linke Faust in der Luft.

»Zugabe! Zugabe!« schreit die Menge.
Und John Brown jr., sechs Jahre alt, tanzt und singt den Hit der Saison, *Gimme de Weed!* Von Buju Banton natürlich. So ein Coleridge von heute. Aber aus dem Ghetto, dem Slum von Kingston!
Nach dem langen, tosenden Applaus holt Miss P. drei Mädchen aus der dritten Klasse auf die Bühne, ein entzückendes, sehr dunkles Zwillingspaar, die Haarpracht in *Cane-Rows* gelegt, deren Enden von Schleifen in allen Farben des Regenbogens gehalten werden, begleitet von ihrer übermäßig großen und fetten Freundin, die sich mit der den meisten dicken Frauen gemäßen Grazie bewegt; sie singen *Angel of the Morning* und erhalten heftigen Beifall.
Der vierzehnjährige Junge nach ihnen, der sicher und mit erstaunlicher Baritonstimme a capella einen Gospel vorträgt, beweist dann, wie gut es Miss P., die Lehrerin auf der Bühne, vermocht hat, dem Abend einen frischen Auftakt zu geben.
Vor der kleinen Pause nach diesem Auftritt weist Miss P. die Anwesenden mehrfach darauf hin, daß in der Kantine Curry Goat, Mannish Water und Jerk Chicken, an der Bar alle Biersorten, roter und Overproof Rum, Brandy und Gin sowie Sof' Drinks zu erstehen seien, am Haupteingang Eiskrem und Süßigkeiten, und fordert die Mentoband auf, sich bereit zu machen. Aber nur wenige drängt es zu Kantine und Tresen: Vor dem Concert hatten alle wohlweislich ein reichliches warmes Abendbrot verzehrt, und – gute Sache hin oder her – es wurden Stimmen laut, die sich über die überhöhten Preise beschwerten.
Aber Mass Eric, in dessen Gefolge einige ältere Musiker Instrumente und Hocker auf die Bühne schleppen, nahm Miss P. das Mikrophon aus der Hand und droht, die Band werde nicht spielen, wenn die »anwesenden Gentlemen ihren Damen und Kindern keine Getränke und sich selbst nicht mindestens einen

Cube samt Chasern spendiert hätten. »Und um den Rum gut vertragen zu können, bedarf es einer reichlichen Unterlage. Also, die Herren, die Börsen aus der Arschtasche und: Buy out the bar! Die Lehrer-Eltern-Vereinigung braucht dringend viel, viel Geld, diese schöne Schule für unsere Pickneys betreiben zu können. Dafür brauchen wir aus Duncans weder P.J. noch Eddie!«

Er erhält viel Gelächter und Beifall, und es bedarf weder der Knüffe in die Rippen ihrer Gesponse durch die Frauen, noch des Hinweises von der Bühne: »Gute Vibes brauchen ein Fundament, und das besteht entweder aus ... Rauch oder Flüssigkeit! Und Rauch ist ja leider verboten, also ...«, daß der Aufforderung zur Völlerei aus ehrenwerten Gründen nachgekommen wird.

Und so beißen wir in saftige, über Nacht marinierte, vor dem Grillen über Pimentzweigen mit Jerk-Seasoning bestrichene Hühnchenviertel, spülen sie mit Bier oder Rum hinunter, Kinder teilen sich die Portionen Curry Goat mit weißem Reis und Salat auf Styroportellern, und Kleinkinder lecken Speiseeis und nehmen an der Tombola für verschieden große Luftballons teil.

Die Musiker greifen ihre Instrumente. Der Drummer in Cordsamthose und Wildlederhemd nimmt einen kräftigen Schluck Rum, spült sich den Mund hygienisch aus und speit die Flüssigkeit in feinem Nebel hustend auf das Trommelfell, das Akkordeon gibt das A, Banjos, Baß und Gitarre werden gestimmt; ein unglaublich dünner, alter, fast kohlschwarzer Mann in Anti-AIDS-T-Shirt und blauen Turnhosen setzt sich auf seine Rumbabox und geht mit dem Daumen über die Metallspangen; dann bauen sich fünf Mädchen zwischen acht und zwölf Jahren in Trachtenkostümen und mit Bandanas hinter der Band auf. Es wird still. Der Trommler hebt das Kinn, der Mann mit dem Akkordeon spielt ein Intro, ein Medley aus verschiedenen Volksweisen, da wiegt sich der Bassist auf den Absätzen, hebt sein Instrument, und als die Mädchen das schöne alte Lied über den Markt in Linstead anstimmen, jubeln wir laut auf und singen mit, als es um »O what a night, what a night, what a Saturday-night!« geht.

Aber dann setzt die Band aus, die Mädchen sind dran, die Bühne zu verlassen, und Miss P. fragt – durch Geschrei und Pfiffe immer wieder unterbrochen –, ob denn kein Mensch an Musik und Tanz Interesse habe, das Geld schon völlig »verfressen und versoffen« sei: Die Künstler würden streiken, kämen nicht augenblicklich für jeden von ihnen – die Mädchen das Doppelte – zwanzig Dollar zusammen. Das Geschrei wird ohrenbetäubend. Aber der Protest ist rhetorisch. Schnell wird im Kopf gerechnet: acht Musiker und fünf Mädchen, macht zweihundertsechzig, mindestens zweihundert Erwachsene sind anwesend ... Wohl ein jeder hat sich mit einer kleineren, wohl assortierten Mischung aus braunen Fünfern mit Norman Manley, blauen Zehnern mit George William Gordon, den orangenen Zwanzigern mit dem häßlichen fetten Finanzminister (wie der unter die *National Heroes* geriet, ist mir noch immer ein Rätsel), den purpur und blauen Fünfzigern mit Samuel Sharpe, ganz zu schweigen von den zumeist unglaublich abgegriffenen und schmutzigen Einern mit Alexander Bustamantte und Zweiern mit Paul Bogle, die grad noch für einzeln verkaufte Bonbons gut sind, versehen; und so wandern die Banknoten durch die Bankreihen, in die sich Erwachsene und Kinder gequetscht haben, zur Bühne und werden, vermischt mit schmutzigen Anspielungen, gezählt.

»Dreihundertunddreiundvierzig Dollar!« ruft Miss P., und Band und Mädchen setzen an, wo sie aufgehört haben, und wir singen mit, und es sind, wie fast immer, die älteren, fetten Frauen, die aufstehen und provozierend mit Becken und Busen schaukeln, wenn

im Lied angeblich Klage darüber geführt wird, daß die (männlichen) Kunden die schönen Früchte auf dem Markt zu Linstead erst einmal »betatschen, begrapsen« wollen, ehe sie sie zu erwerben gedenken. Und wieder »O what a night, what a night ...!«
Und mittendrin ist uns, als gehe ein eiskalter Luftzug durch den Raum, jener, der von der Stadt her immer öfter in Richtung Land bläst: Waffen und Gefahr! Männer, die Schlafzimmertüren eintreten; dunkle Straßen, in denen sich in der Nacht Schatten allein nach Hause eilenden Frauen nähern; eine unerwartete Straßensperre im Morgengrauen; Männer mit Masken und Schnellfeuergewehren, die urplötzlich bei einem Tanz in der Disko auftauchen und nicht viele Worte machen ...
Die Stimmen werden leiser, Köpfe zwischen Schultern gezogen, diese nach vorne gebeugt, Frauen fassen nach der Hand ihrer Begleiter, und Miss P., kneift die Augen zusammen, hebt trotzig die Arme zum Dirigieren: Gefahr? Scheiße! Weitermachen!
Valerie versteift sich in meinem Arm, Latoya singt nahezu tonlos weiter, Prento blickt mich von der Seite her an, ich drehe den Kopf: Die geöffnete Hälfte der breiten Tür des Haupteingangs der Schule wird von einer massigen Figur nahezu völlig ausgefüllt.
Ich atme tief aus und winke Prento mit dem Kinn. Der senkt die Wimpern und hebt vorsichtig das Kinn: Wir haben die Knarren doch im Wagen gelassen, du Selbstmörder. Ich mache eine beruhigende Geste und erhebe mich. Wir drängen uns durch den Gang durch die Bankreihen und flüstern: »Alles in Ordnung ... Weitermachen ... Das ist nichts ... Alles in Ordnung ... Kein Problem, ehrlich nicht!« und schreiten aufrecht und so gelöst wie möglich auf den riesigen, sehr dunklen, schwarz gekleideten Mann zu, der auf uns wartet.

Gotta have Kaya now,
Kaya, Kaya.
Bob Marley

15

Jonathan Timotheus Jacobus Johnson, wegen seiner massigen Gestalt *Bulkie*, der Riese im Türrahmen, drehte sich wortlos um und ging mit erstaunlicher Leichtigkeit voraus. Wir folgten ihm zu dem Mandelbaum mit den Lichtergirlanden in den ausladenden Ästen in der Mitte des Schulhofs.

»Tut mir leid, daß ich stören mußte.«

»Du wirst deinen Grund haben, Bulkie«, erwiderte Prento, griff in die Brusttasche und bot uns Zigaretten an. Ein Feuerzeug flackerte auf und zeigte noch sichtbarer, daß der Leibwächter und Busenfreund unseres Geschäftspartners zutiefst beunruhigt war. Wir rauchten und warteten.

»Daß ich immer Angst verbreiten muß ...«, Bulkies Stimme klang aufrichtig bedauernd.

»Wer fürchtet sich nicht vor sieben Fuß und zweihundertfünfzig Pfund Muskeln im Halbdunkel?« versuchte ich, die Spannung zwischen uns durch Spott zu vermindern.

»Sechs Fuß und sieben Zoll«, verbesserte mich der Riese. »Und von den zweihundertdreißig Pfund sind achtzig Prozent Fleisch, Fett und Knochen.« Es klang wie auswendig gelernt.

»Und?« fragte ich.

Bulkie sog an der Zigarette, ihre Glut machte die Furchen neben den Mundwinkeln noch tiefer.

Prento und ich schwiegen. Wir vermieden es, uns anzusehen.

»Der Boß ist krank, sehr krank.«

Wir warteten lange auf eine Erklärung. Diese kam nicht. Bulkie schnippte die Kippe fort und sah sich langsam und gründlich um. Er schwieg.
»Zu krank, unsere Angelegenheit wie üblich zuende zu bringen?« fragte ich leise.
Bulkie atmete kurz und heftig aus, sein Oberkörper schaukelte nach vorn, sein Kinn fuhr hoch, seine Augen verengten sich und verloren ganz kurz ihren kummervollen Ausdruck.
»So krank ist der nie, daß er nicht seinen Geschäften nachkommen kann, niemals!, erwiderte er betont. »Von denen ist er so abhängig wie unsereins von Muschis und Rum und sein Lieblingssohn von Crack.«
»Soljie?« fragte Prento verblüfft.
»Hm, Soljie.«
»Also?« fragte ich. Und nachdem ich wieder keine Antwort erhalten hatte: »Was ist los?«
Der Riese zog die Brauen zusammen, die gelbe Glühbirne im Ast über ihm zeigte, daß der Kummer seine Augen wieder erreicht hatte.
»Soljie ist tot«, sagte er nach einer Weile tonlos. Er schien den Tränen nahe, und ich vermutete auf einmal, daß er bis vor kurzem sehr viel geweint haben mußte.
»Was?« Ich war erschrocken.
»Wie? Woran ist er gestorben?« Prento verwandelte sich wieder in einen Bullen.
»Das ist eine lange Geschichte«, erwiderte Bulkie nach einer sehr langen Pause träumerisch. Dann riß er sich sichtlich zusammen: »Kommt, ich muß mir die Beine vertreten und erzähl sie euch dann.«
Ohne auf eine Antwort zu warten, ging er voran, auf das Tor im Zaun zu, der das Schulgrundstück umschloß. Wir folgten ihm. Die Musik vom Gebäude her wurde leiser und leiser. (»*Judy drownded, Judy drownded ...*« Das paßte.)
 »Habt ihr gutes Kraut dabei?« Der Riese hatte seinen

grün lackierten Landcruiser im dunkelsten Teil des Parkplatzes erreicht und lehnte sich an die Fahrertür. Der rechte Ort für Vertraulichkeiten und läßliche Sünden. Prento griff in die Brustinnentasche und holte eine Plastikpackung hervor. Er öffnete sie, führte den Spliff zwischen die Lippen, ein Feuerzeug flackerte auf, Prento zündete ihn, die Flamme mit seiner Rechten schützend, an. Er sog intensiv an der langen, spitzen Tüte, bis sie gleichmäßig zog und gab sie dann mir. Ich rauchte drei Züge und reichte den Joint weiter an Bulkie. Er benötigte ihn am meisten.
»Das ist eine lange und traurige Geschichte«, begann er dann. Er machte eine lange Pause, kickte ein paar Kieselsteine fort, atmete tief durch und fragte mit veränderter Stimme: »Ihr kennt Bill und seine Familie doch lang genug, oder?«
»Hm«, machte ich.
»Wirklich?«
»Glaube ich doch«, sagte Prento vorsichtig.
Bulkie lutschte an den oberen Schneidezähnen.
»Mit allem Respekt«, sagte er dann, wieder nach einer längeren Pause, »eine Geschichte kann nicht begriffen werden, wenn man die Vorgeschichte nicht kennt. Also, ihr kennt die Changs, Billy und ...Soljie? Ehrlich?«
Die Frage war rhetorisch, aber er ließ sie lange in der weichen, kühlen, süß und frisch riechenden Nachtluft von Trelawny stehen.
Über uns hing der Vollmond.
Wir schrieben den siebzehnten Dezember vierundneunzig.
Prento und ich versuchten, uns zu vergegenwärtigen, wie Soljie gewesen ... war. Als er war. Der Tod wirft immer seltsame Schlaglichter auf das Leben davor, setzt andere Gewichte, relativiert das Absolute und erhellt Nebensächlichkeiten mit Brandfackeln.
Soljie tot.
Er war zweiundzwanzig geworden.

Ich bin vierzig Jahre alt. Ich lebe. Ich muß über den Toten nachdenken. Wir müssen immer über die Toten und den Tod nachdenken. Denn die Toten sind nie tot.

Yuh no fight de cigarette-smoking,
Yet yuh know, yuh know
It gives you cancer.
Inner Circle

16

»Ich erinnere mich nur zu gut an den alten Chang«, begann ich. »Er war der seltsamste, mir fremdeste Mensch, den ich je kennengelernt habe ... Seine Haut war weiß, weißer als die der meisten Weißen – von irischstämmigen Frauen mit rotblonden Haaren einmal abgesehen –, und das Alter hatte die Pigmente großer Flächen im Gesicht, auf dem Hals, dem Nakken und Handrücken rosa gefärbt. Er rauchte Kette. Nur wenn er auf seinem Stühlchen auf den Treppen zum Obergeschoß seines Supermarktes saß, rauchte er nicht. Da bewegte er sich auch nicht. Nur die Augen bewegten sich. Bis zu seinem Tod hatte er alles unter Kontrolle ... Singapurchinese, sagte Billy mir einmal, der ihn hoch respektierte. Anfang der Zwanziger eingewandert, nahezu mittellos; verkaufte Schnürsenkel, Taschen- und Handtücher, Puppen, Topfreiniger ambulant. Dann kriegte er von irgendwoher Kredit ...«

»Von einem aus seinem großen Clan«, nahm Prento den Faden auf. »Einem der vielen Changs oder Chins oder Lees oder Lues. Er eröffnete einen kleinen Textilladen in Downtown, heiratete eine der Changs oder Chins oder Lees oder Lues und muß wohl, zusammen mit der Aussteuer, die Adresse einer Mittelstadt erhalten haben, in der sich noch kein chinesischer Kaufmannsladen befand.« Er zündete einen neuen Spliff an, rauchte ihn umsichtig an und reichte ihn weiter.

»Ich kann mir eine Kindheit auf dem Lande gar nicht ohne den obligatorischen chinesischen Laden vorstellen ... Der Geruch von Stockfisch, geräucherten Makrelen und Heringen, die Säcke mit Zucker, Mehl, Maismehl, Reis; Werkzeuge für Farmer an den Wänden, die Vitrine mit Brot, Biskuits, Bullas, Grattos ...«

»Immer als Familienbetrieb geführt«, fuhr ich fort. »Die halten zusammen. Anders als wir. Wann immer die Firma sich vergrößert, taucht eine neue Cousine, ein neuer Cousin auf, des Englischen meist noch gar nicht mächtig, aber fähig und willens, vierundzwanzig Stunden am Tag zu arbeiten. Aus dem kleinen Kramladen wird ein großer Kramladen, ein Lastkraftwagen wird angeschafft, eine Abteilung für Großhandel entsteht und vergrößert sich. Dann die Baustoffhandlung. Ein weiterer LKW. Sand und Baukies wird geliefert, Moniereisen, Bauholz, Zinkbleche, Wasserleitungen aus verzinktem Eisen und PVC lagern im Hof. Jede Woche holt ein weiterer LKW Zement aus der Fabrik in der Stadt ... Und Mister Chang auf seinem Stühlchen oder unvermutet im Hof, im Zementschuppen, im Großhandel, in der Baustoffabteilung. Und seine Frau an der Kasse.«

»Unglaublich häßlich und mager«, lachte Prento, »mit unglaublich dicken Brillengläsern und dem Vermögen, im Kopf zu rechnen, daß später keine Kassiererin mit elektronischer Rechenmaschine mitkommen kann ...«

»Das ist dann schon die Phase, in der ein fester Stamm, der Firma vorbildlich dienender, schwarzer Angestellter die Routinearbeit verrichtet. Mr. Chang und seine Frau kümmern sich um jeden und jede, in guten und schlechten Zeiten. Der alte Chang breit und dick und grobknochig, die alte Chang klein und mager. Dann die Kinder: Die Jungs breit und dick und grobknochig und ungeheuer weiß, die Mädchen spindeldürr, krummbeinig, hochmütig und geschäftstüchtig. Jeden Morgen und Nachmittag von einem Angestellten zur Schule gebracht und wieder abgeholt. Aber in ihrer Freizeit, nach den Hausarbeiten, arbeiten sie mit im Betrieb, übernehmen bestimmte

qualifizierte Aufgaben. In der Firma, die schon einige Zeit *William Chang Co. Ltd.* heißt – der alte Chang hat seinen Vornamen anglisieren lassen, und alle Kinder erhielten schön englische christliche Vornamen. Der Alte war ein Fuchs«, fuhr ich fort. »Billy hatte sogar noch Angst vor ihm, als er im zarten Alter von neunundvierzig Jahren die Firma übernahm.«
»Und das einzige, was er von der Neuen Welt gelernt habe, hat der alte Chang Billy einmal gesagt, als er ein wenig getrunken hatte«, unterbrach mich Prento, »ist, daß Mädchen genauso viel wert sind wie Jungen. Daß diese Tatsache nicht erkannt werde in China, dem alten wie dem neuen, das sei eine ... Sünde. Man müsse nur, hat er listig hinzugefügt, in ihre Erziehung investieren, so wie es die schwarzen Frauen in der Karibik täten, und heraus käme eine neue Generation, die noch geschäftstüchtiger sei als er. Das war einer der wenigen Gelegenheiten, bei der Billy seinen Alten richtig habe lachen sehen.«
Wir schwiegen.
»Die sind anders als wir«, meinte Bulkie dann träumerisch. »Ich bin nun mit Billy schon über dreißig Jahre zusammen, aber verstehen ..., richtig verstehen, meine ich, kann ich ihn oft immer noch nicht. Nicht, daß ich etwas dagegen habe«, fügte er eilends hinzu, »der ist ein Jamaikaner so gut wie ich – *Out of many, one people,* das ist schon richtig – aber er ist ... eine andere Art von Jamaikaner.«
Wir schwiegen und ließen den Spliff kreisen.
»Und Soljie, Billys Lieblingssohn?« erinnerte ich.
»Der häßlichste Halbchinese, den ich je gesehen habe«, schüttelte sich Prento. »Er sieht aus ..., sah aus, als hätten sich die häßlichsten Seiten beider Rassen in ihm verdoppelt. Der arme Kerl: Die Nase extrabreit, das Maul übergroß, das Kraushaar – obwohl Vater und Mutter schwarzhaarig waren – rotbraun, die Augen geschlitzter als die aller anderen in der Familie ...«
Wir schwiegen.

»Aber brillant!« sagte Prento dann mit Nachdruck. »Noch mal, Bulkie, wie ist er gestorben und woran?«

»Erzähl ich euch später«, knurrte der und warf den winzigen Stummel des Spliffs in weitem Bogen fort. Prento reichte den nächsten weiter.

»Der Alte, der alte Chang, William Senior«, kam ich wieder auf die Familiengeschichte zurück. »Sein Englisch klang bis zum Tod wie gebrochen. Patois hat er nie gesprochen. Er hörte dir zu, schien zu verstehen, was du ihm sagtest, und antwortete in diesem seltsam steifen, zögernden, gebrochenen Englisch. Als habe er das Chinesenviertel in Singapur nie verlassen, als sei er hier nie richtig angekommen. Er war der einzige des ganzen Clans, der nicht für sich kochen ließ, nachdem er die Führung der Geschäfte abgetreten hatte. In seinem Verschlag neben dem alten Büro ...«

»Mit dem uralten Safe mit Messingbeschlägen«, unterbrach mich Prento.

»... auf einem Dreiflammenbrenner kochte er richtig chinesisch. Und: Als einziger aß er mit Stäbchen. Seine Söhne dagegen, all diese Kolosse, bilden zwei Fraktionen: die jamaikanische mit Vorliebe für Ackee und Stockfisch, Kutteln und Bohnen, Kuhfuß, Pepperpotsoup, Rice'n'Peas und Hühnchen, und die amerikanische mit ihrem Heißhunger auf Spareribs, Pizzas, Kartoffelsalat, Kürbistorte, Steaks ...«

»Bill ißt ein oder zwei Mal im Monat Chow Mein oder Chop Suoy«, widersprach Bulkie. Nun lachte er leise. Er wirkte entspannt.

»So ein Chop Suoy koch ich dir auch«, Bulkie hatte ja keine Ahnung. »Nicht einmal Glasnudeln! Und du weißt, wie schwer es ist, Bambussprossen, schwarze Pilze und weiß-der-Teufel was für abartige Zutaten zu kriegen.«

»Ich glaube, der Alte aß sogar Hundebraten«, sagte Prento auf einmal.

 »Nein!« rief Bulkie. »Niemals!«

»Doch!« insistierte Prento. »Und Katzen! Und Leguane.«
»Du spinnst«, lachte Bulkie. »Ich bin nun so um die dreißig Jahre mit Billy zusammen, und niemals ...«
»Hast du eine Ahnung«, unterbrach ich ihn. »Der alte Chang war für jede Art von Überraschung gut!«
Wir schwiegen und dachten an seinen Tod, seine Beerdigung: All seine Kinder hatte er christlich erziehen lassen, waren Anglikaner oder Methodisten, der alte Kerl ging nie in die Kirche. Keine einzige. Er schwieg sich völlig über Religion aus. Wir hielten ihn für einen Konfuzianer. Oder Taoisten. Oder Buddhisten. Was Chinesen halt so sind. Und dann wurde er schwerkrank. Lungenkrebs. Seine Kinder verfrachteten ihn in die Staaten, in eine Spezialklinik der teuersten Güteklasse. Als ihm klar wurde, daß keine Chemotherapie, keine Bestrahlung, keine Medikamente ihn heilen würden, verlangte er, »sofort nach Hause geflogen zu werden«, in seinem Haus »in Frieden sterben zu können«, sonst »enterbe ich alle und spende mein Vermögen der Regierung in Beijing«. Den Roten!
Er starb. In Frieden. Zuhause. Seine Kinder um sich geschart.
»Sein Testament war fürwahr eine Überraschung«, fuhr ich nach einer Weile fort. »Von einem guten Anwalt aufgesetzt, regelte es sämtliche Vermögensangelegenheiten bis ins letzte Detail. Der Hammer aber waren seine Verfügungen, die *Nine Nights*, das *Set-up* und die Beerdigung betreffend (hielte man sich nicht daran, drohte er wieder mit Enterbung): Ein richtiges jamaikanisches Begräbnis wollte er! Er schrieb vor, welche Sänger zu kommen hatten und wie sie zu belohnen seien, er schrieb die Anzahl der Kisten weißen Rums vor, die beim Buddeln des Grabes auf seinem Grundstück gesoffen werden sollten, die Anzahl der Ziegenböckchen, die geschlachtet werden mußten, und D & G mußte einen ganzen

Lastwagen mit Getränken schicken ... Mann, das war die größte Beerdigungsfeier, die der Parish von Hannover je erlebt hat! Als er tot war, war der alte Chang angekommen. All die Zeit, da er beim Beerdigungsunternehmer auf Eis lag, trudelten seine Kinder aus verschiedenen Ländern ein, und all die Zeit wurde ein Vermögen verfressen und versoffen; und in der Nacht des *Set-ups* war der ganze Clan dann da und lachte und weinte und feierte das Wiedersehen und ihn. Und ich glaube, nicht nur der wird stets an das Fest der Beerdigung denken. Der alte Chang hat sich unsterblich gemacht: elf Kinder, vierundfünfzig Enkel und Enkelinnen, ich weiß nicht wie viele Urenkel und -enkelinnen, ein Firmenimperium und *das* Begräbnis des Countys!«

Wir schwiegen, dachten an den alten Chang, seinen Clan, seine Geschäfte und ließen den Spliff herumgehen.

»Chinesen!« sagte Bulkie sinnend. »Chinesen ... Und ein einziger ein Halbchinese.«

»Soljie.« Ich war froh, daß Bulkie endlich mit Soljies Geschichte anfing.

Every man has a right
To where he belongs;
So declare yourself and tell me
Where you are from.
Prince Buster

17

»Am Tage der Beerdigung des alten Chang erfuhr Billy, daß er zwei Menschen verloren hatte, jene, die er am meisten liebte: seinen Vater und sein Outside-Pickney ...« Der Anfang von Soljies Geschichte wirkte wie einstudiert. Bulkie mußte sich viele Gedanken gemacht haben.

»An jenem Tag sah Billy mit einem Blick, was er und ich und alle Changs nicht hatten sehen wollen. Er sah seinen Lieblingssohn an und drehte den Kopf und sah mich an, und ich sah, was er sah: Soljie war drogenabhängig. Crack ... Ihr wißt ja: Wenn es Ärger gibt, wird er nie mit Trompeten angekündigt.«

»Ein Kind, das nicht hört«, unterbrach ihn Prento, »hat bald Friedhofserde im Mund.«

»Ach, Prento, ich frag dich eins: Wie kann einer hören und gehorchen, wenn er keine Roots hat?«

»Roots, Roots ... Keiner von uns hat irgendwelche Roots.«

»Sei nicht spitzfindig, Prento, und laß mich doch erst einmal erzählen.« Aber der Einwand wollte beantwortet werden, und so fuhr Bulkie nach einer kurzen Pause fort: »Roots ... Das ist erst mal deine Mutter. Und deine Großmutter. Oder die Auntie. Oder?« Bulkie lachte leise. »O Mann, Soljies Mutter! Vor über zwanzig, nein, genau vor zweiundzwanzig, dreiundzwanzig Jahren sah ich sie zum ersten Mal. In Mass Ralphs Kneipe. Um neun Uhr herum, abends. Jeden Abend, von Montag bis Samstag, tauchten wir, pünktlich wie nur Chineymen sein können, bei unserem Agenten in Mass Ralphs Bar auf ... Der Alte hatte Billy erst einmal das Drop-Pan-Geschäft und das mit dem Sound-System übertragen. Also fuhren wir jeden Tag außer sonntags herum. Billy am Steuer, ich auf dem Beifahrersitz, die zugelassene Knarre unterm Armaturenbrett ... Jetzt macht Billys Sohn Cal das, und Louis, ihr werdet ihn gesehen haben, der Kleine vom alten Johnson aus Lucea, hat meinen Job. Na ja.

Kommt diese Rassefrau auf uns zu, durch die Tür, bleibt kurz unter der Glühbirne, die die Veranda mit dem Dominotisch beleuchtet, stehen, legt die Hand an die Stirn, den Daumen an der Schläfe, als befänden wir uns im gleißenden Sonnenlicht, sie dreht sich um, ganz langsam ... Zeigt sich im Profil. Ein Blick genügt, und du weißt, sie hat Feuer im Arsch. Und was für ein Arsch! Du konntest dein Rumglas drauf abstellen. Sie kommt auf uns zu, gibt Billy die Abrechnung und den Beutel mit den Einsätzen drin, er ihr den Umschlag mit der Gewinnzahl; und während er noch das Geld für die Gewinner abzählt, rutsch ich vom Sitz, spring aus dem Lieferwagen raus, öffne den Schlitz und pisse an den linken Hinterreifen. Und wie sie so langsam und schaukelnd zurück zur Bar geht, hol ich sie ein und mach 'ne Verabredung aus.«

Bulkies Gedächtnis war wirklich gut. Oder die Frau muß es gewesen sein.

»Gingen eine Zeitlang miteinander«, fuhr er fort. »Ihr wißt, wie das ist. Ein *Champion-Bubbler*! Aber nicht der Typ einer Frau, mit der du Kinder haben willst. Spielerin ... Automaten, Joker-Poker, Domino, Bingo, Drop-Pan, einfach alles. Na ja, und weil ich wußte, wie öde Billys Ehe ist, hab ich ihm eines Abends, nach unserer üblichen Tour, Christine, so hieß sie, ins Bett gepackt.« Bulkie kicherte. »Ich glaube, das war der erste gute Fick, den er in Jahren erhalten hat.« Nun wurde er wieder ernst. »Das muß er wohl für Liebe gehalten haben. Oder sie hat ihn kurz darauf überredet, das Roughrider-Kondom wegzulassen und es ihr mit *nacktem Rücken* zu besorgen. Sie war berechnend. Rechnen konnte sie. Sie wurde schwanger. Ich redete mit Billy. Billy redete mit seinem Alten. Der schickte ihn für zwei Monate nach Vermont, zu einem Cousin. Und redete dann mit Christine. Machte ihr ein Angebot, das sie nicht ablehnen konnte. Sie bekam Geld. Viel Geld, für unsere Verhältnisse. Sie brachte Soljie in einer Privatklinik in der Stadt zur Welt. Flog kurz drauf nach Kanada. Für immer. Und das Baby wurde in den Chang-Clan eingegliedert. So machen die das, die Chineymen. Sind eben anders als wir. Billys Frau hat ihm nie Vorwürfe gemacht. Das Kind war sein Kind, und er ist ein Chang. Jedes zweite Jahr brachte sie ihm ein Kind zur Welt. Und das war und ist ihre Ehe. Denn von da an, ich meine, dem Abend, an dem Christine sich auf ihn setzte – sie machte immer die Arbeit nachts, weil sie wußte, daß unsereins tagsüber hart arbeitet –, war Billy schwarzen Muschis verfallenen.«

Bulkie machte eine große Pause, deutete mit dem Kinn, erhielt seinen Spliff und fuhr fort: »Aber das ist vorbei. Seit etwa einem Monat. Billy ist krank, sehr krank.«

Wir unterbrachen ihn nicht. Prento und ich rauchten und sahen ihn nur an.

»Soljie ist nie ein richtiger Chang geworden. Auch wenn alle so taten, als wäre er es. Ja, bei ihm gaben sich alle noch mehr Mühe, ihn zu einem richtigen Chang zu machen. Aber Miss Berta ist eben nicht Christine. Die war weg, und mit ihr waren die Roots weg. Jeder Blick in den Spiegel und in anderer Leute Augen zeigte Soljie, daß er kein echter Chang war. Er gehorchte. Ja, Prento, er war ein folgsamer Sohn. Lange Zeit, jedenfalls. Zu folgsam für meinen Geschmack. Und als er nicht mehr gehorchte und folgte, war das keine echte Rebellion, wie sie sich für einen Jungen von vierzehn, fünfzehn, sechzehn gehört ... Aber ihm fehlte auch mehr als der Grips, ein halbwegs echter Chang zu werden. Den beschissen die schon in der Vorschule. Und wenn ein schwarzer Vierjähriger ein Chinesenhalbblut im gleichen Alter übers Ohr hauen kann, wo sind denn da die chinesischen Roots?«

Abwesend betrachtete Bulkie den kaltgewordenen Spliff zwischen rechtem Ring- und Mittelfinger. Er warf die Kippe fort. Ich gab ihm den nächsten Spliff.

»Ich kann das nicht mehr hören«, sagte Prento nach einer Weile. Die Falte über seiner Nasenwurzel zeigte mir, daß er sich trotz all des guten Krautes wieder seine ehern-emotionsfeste Schutzweste angezogen hatte. »Bei jedem Mord oder Selbstmordfall sind's immer die äußeren Umstände ...« Die beiden letzten Wörter betonte er mit tiefstem Abscheu. »Ach, halt doch mal das Maul«, bat ich meinen besten Freund sanft. »Du weißt es besser. Nicht zu zählen sind die vielen Ängste in des Menschen Herz.«

Bulkie sog tief am Spliff und versuchte, Prentos Blick zu fixieren.

»Prento«, sagte er leise und betont, »vorhin hast du Soljie brillant genannt. Warum?«

Dieser wich Bulkies Augen plötzlich aus und sah mich hilfesuchend an.

»Na, er war's doch. Oder? Nicht?«

»In welcher Hinsicht?« bohrte Bulkie nach. »Vorhin haben wir festgestellt, daß er in Geldangelegenheiten eine Niete war. Und die High School packte er nur mit sehr, sehr viel Nachhilfeunterricht ...«

»Brillanz«, sagte Prento heftig, »hat doch nichts mit schulischen Leistungen und Geschäftssinn zu tun!«

»Mit was denn?«

Ich wußte, was Bulkie meinte, und fand es schön, wie er Prento in die Enge trieb.

 Dessen Stirn bewölkte sich.

»Er konnte Fragen stellen, *das* weiß ich. Fragen, die dich berühren, die du nicht beantworten kannst, ohne lange nachgedacht zu haben. Jede seiner Fragen vertiefte den Inhalt der Gespräche. Er war kein Rasta, aber er besaß das Talent, in den *Reasonings* Dingen auf den Grund zu gehen ... Und er konnte Gitarre spielen! *Lawwwwwd*, er war mit der Gitarre verheiratet! Er war ganz bei sich und dann sehr liebevoll, wann immer er seine Finger über die Saiten gleiten ließ ...«

»Und wer von Billys Söhnen übernahm das Sound-System und das Musikgeschäft?« fragte Bulkie leise und sanft und heimtückisch.

»Cal. Du hast es vorhin selbst gesagt.«

»Und was durfte Soljie in William Chang Company Limited tun?«

»Den Baustofflastwagen fahren ...«, Prento hatte es wohl geschnallt und fuhr fort: »Aber das ist doch bei den Chiney-Kindern immer nur der Anfang einer Karriere.«

»Einer Karriere in einer Reggaeband?«

Prento wehrte sich noch immer: »Ein Chang hat im Reggae nichts zu suchen.«

»Eben das hat Billy auch gesagt«, erwiderte Bulkie hart. »Auch er kann nie zugeben, wann er Scheiße sagt oder tut.«

»Na, hör mal ...«, tat Prento beleidigt.

»Scheiße!« beharrte Bulkie. »Erinnerst du dich daran, wie Soljie sich Locks wachsen ließ?«

»Spinnerei«, beharrte Prento, »ein halber Chineyman und Locks! Das ist ja wohl das Allerletzte!«

»Scheiße«, wiederholte Bulkie, nun milder. »Soljies Brillanz steckte, wie du selbst gesagt hast, in seiner Art, Fragen zu stellen und Gitarre zu spielen. Ja, ich möchte meinen, er spielte nur deshalb Gitarre wie ein junger Gott, *weil* er in der Lage war, solche Fragen zu stellen. Ein großes Talent gleicht einer Kerze in einem Zimmer: Es leuchtet die dunklen Ecken aus, und es macht dich traurig, wenn es ausgepustet wird ...«

Mit dem Kinn deutete er an, ich möge ihm den Spliff reichen.
Ich tat es.
»*Laaaaaawd Jesus*, wer waren denn die ersten, die hier unsere Musik gefördert, promotet und produziert haben, weil sie sie über alles lieben? Eddie Seaga, syrischer Abstammung, aus einer verdammt reichen jamaikanischen Familie, in Boston geboren. Wer noch? Byron Lee, ein Chineyman. Einer der erfolgreichsten Musiker und Produzenten der Karibik. Ein Socakönig. Ein Mann, der mehr Zivilcourage hat als jede Regierung in der Stadt: Stemmt fast eigenhändig gegen das Lamento der Kastraten vom Kirchenrat einen jamaikanischen Karneval auf die Beine, und das in der Karwoche!«
»Was hat das denn mit Soljie zu tun?« rief Prento.
»Sag mal, bist du blind und taub?« fragte ich ihn rhetorisch, weil ich wußte, daß er es wußte und nur noch aus Prinzip vorgab zu zappeln. »Da hat einer seine Roots gefunden – ohne Mutter und Großmutter und Auntie! – und muß auf Befehl der Familie einen verdammten Kipp-LKW fahren. Ich an seiner Stelle hätte den Vater, Billy, umgebracht ... Und jetzt aber zum Punkt, Bulkie«, wandte ich mich an den Riesen. »Wie ist er umgekommen?«
»Ein paar Tage nach der Beerdigung des alten Chang verschiffte Billy ihn zu Verwandten in Vermont, denselben, zu denen sein Alter ihn vor Soljias Geburt geschickt hatte. Die besorgten ihm einen Studienplatz. Er ging nur an einem Tag in der Woche, wenn überhaupt, zur Universität. Sie besorgten ihm einen Job als Expreßfahrer. Er arbeitete hart, spielte Gitarre und kaufte sich ein Motorrad von seinen Ersparnissen, eine Ninja. Nach Feierabend und an den Wochenenden fuhr er ständig auf dieser Rakete herum und hatte hier und da erfolgreiche Auftritte mit Rock'n'Roll-Bands. Zudem kriegte er erstklassig bezahlte Jobs als Studiomusiker für einige Stars ... Der

Entzug, die Arbeit, das Motorrad und die Musik schienen ihm gut zu tun. Und da machte Billy den nächsten großen Fehler: Gegen den Rat seiner Verwandten in den Staaten, die Soljies Genesung und Glück nur zu gut beobachtet hatten, orderte er seinen Sohn zurück. Einen Monat später kam die Ninja im Hafen von Kingston an. Billys Steuerberater brachte sie selbst durch den Zoll. Soljie setzte sich drauf, nur Turnschuhe, ein T-Shirt und leichte Leinenhosen an, startete und war weg ... In genau einer Stunde und achtundvierzig Minuten war er zuhause!«
»Was sagst du da?« fragte Prento entsetzt.
»Eine Stunde und achtundvierzig Minuten! Mit einem guten Wagen brauchst du drei bis vier Stunden, es kommt darauf an, wieviele Lastwagen und Sattelschlepper die Straße den Mount Diablo hoch verstopfen ... Das war Freitagnachmittag. Am Samstagmorgen machte er weiter, protzte mit seinem Hobel herum, lud all seine Freunde und Freundinnen ein, eine Proberunde mit ihm zu drehen. Und einer nach dem anderen verzichtete. Nach zwei, drei Meilen! Und das heißt schon was: Ihr wißt ja, wie sehr die Kids es lieben, auf dem Soziussitz spazierengefahren zu werden. Er fuhr wie ein Wahnsinniger. Ich hab ihn gewarnt, Cal warnt ihn, all seine Freunde und Mädchen warnen ihn, die Auto- und Lastkraftwagenfahrer, die er links und rechts überholt hat, warnen ihn ... ›Soljie‹, hab ich ihm eindringlich gesagt, ›Das sind hier nicht die Staaten. Wir haben keine vierspurigen Autobahnen hier. Fahr vorsichtig! Denk an die Schlaglöcher!‹ Er lächelt nur, sagt kein Wort und braust wieder los.
Später erzählte mir Vicky – sie war vor zwei Jahren seine Freundin – zuletzt habe sie ihn vor McGoverns Taverne gesehen, wie er gerade zwei Reihen Koks schnupft. Sie hat geheult. Sie hat ihn angefleht, mit dem Rasen aufzuhören und das verfluchte Koksen sein zu lassen. Sie hat ihm ein *Piece* angeboten. Stellt

euch vor, er hat es abgelehnt! Nur ein Wahnsinniger zieht Koks einer guten Muschi vor. Kein Mensch wollte mehr auf den Sozius. Alle hatten Schiß vor dem Tempo und seinem ausgeflippten Fahrstil. Vicky wollte ihm den Schlüssel abnehmen, sie hat geheult, geschrien, geflucht, mit ihm gerungen ... Aber Soljie, dieser Brocken, hat sie nur weggeschoben, sie angelächelt, auf sein T-Shirt gezeigt und gesagt, davor habe er keine Angst. Es war ein schwarzes T-Shirt, völlig verschmutzt und dreckig. Auf der Brust, in weiß, ein Totenkopf und zwei gekreuzte Knochen ... Eine Viertelstunde später war er tot. Wir haben rekonstruiert, wie es geschah. Es gab genügend Zeugen.
Er donnerte unweit von Logans *Bamboo-Lawn* den Hügel hoch und wich einem Schlagloch auf der Kuppe aus, und zwar nicht links herum, wie es sich gehört, sondern in weitem Bogen auf der anderen Fahrspur. Und auf der näherte sich langsam – er ist voll beladen – ein Kleinlastwagen. Es nieselte. Die Straße war naß. Soljie lehnte sich nach links, tief runter, er wollte den Hobel wohl in scharfem Bogen um das Hindernis herumziehen ... Aber er legte sich zu tief runter. Auf der nassen Straße. Er kippte und rutschte mit etwa vierzig, fünfzig Meilen in der Stunde auf den Laster zu ...«
Bulkie knirschte mit den Zähnen. »Später war die Ninja nur noch halb so lang«, fügte er hart hinzu. »Und Soljie sah aus wie ein Beefsteak.«
Er schwieg. Als er den Spliff wieder zum Munde führte, sah ich, wie seine kräftigen Finger zitterten. »Bei seiner Beerdigung hab ich den Pfaffen gebeten, den vielen Anwesenden in Soljies Alter ein deutliches Wort zu sagen. Aber dieses Scheißhaus hat es bei frommen Sprüchen belassen. Da hab ich Billy gesagt, die Bullen hätten, als sie den Unfall aufnahmen, Soljies zerquetschten Kadaver fotografieren, die Fotos vergrößern und auf Postern abdrucken sollen.

Dieses Poster hätte ich an jeden Lichtmast, jede Straßenlaterne, jedes Schwarze Brett der Gemeinden, an die Wände der Diskos auf der ganzen Insel geklebt. Unter dem Bild mit dem toten Soljie in Großbuchstaben: COKE IS GOOD FOR YOU!«

Someone hidden inside
Dat really want to come outside –
Make you feel free.
F. »Toots« Hibbert

18

»Falmouth könnte eine wunderschöne Stadt sein«, erklärte Latoya, als wir uns der Hauptstadt ihres Parishs näherten. »Die Altstadt im Stil des ausgehenden achtzehnten Jahrhunderts war einmal die schönste auf der Insel. Aber jetzt ...« Aber jetzt verdüsterte sich ihr Gesicht. Sie hatte darauf bestanden, Valerie, die erklärt hatte, sie wäre nur einmal in ihrem Leben durch die Stadt gefahren, ihre Schönheiten zu zeigen. Das meiste war schon verfallen. Nach dem Ende der Sklaverei erwies sich der Naturhafen von Falmouth als zu flach und klein für die immer größer werdenden Schiffe. Kingston wurde neues Wirtschaftszentrum, die Hauptstadt von Trelawny versank in den Schlaf eines Kaffs, das immer mehr an Bedeutung verlor. Ganze Straßenzüge wurden von Feuersbrünsten und Wirbelstürmen zerstört. Um die Erhaltung der übriggebliebenen, wenigen, schönen Häuser in der Market Street und am Water Square bemühen sich seit Jahren die National Trust Commission und die Georgian Society. Schon lange waren die schönen Schindeldächer durch solche aus rostigem Wellblech ersetzt. Aus Geldmangel verfallen die letzten Zeugen der georgianischen Architektur, ja sie sind so baufällig geworden, daß sie eine Gefahr für Fußgänger bilden. Der Müll an den Straßenrändern und die vielen wie in anderen heruntergekommenen Städten frei herumlaufenden Ziegen, die sich an den Zierpflanzen gütlich tun, unterstreichen den Ausdruck von Verkommenheit. Selbst das methodistische Pfarrhaus am Ende der Market Street, 1799 von der Familie der Dichterin Barrett-Browning gebaut, war reif für die Abrißbirne. Wir schlenderten durch die Stadt. Latoya führte uns zur Knibb Memorial Church an der Ecke King und George Street, und wir betraten sie, um die Marmorplatte, die an der Ostseite der Kirche angebracht ist, zu betrachten. Sie zeigt die Profile der Führer der englischen Bewegung für die Aufhebung der Sklaverei, William Knibb, Wilberforce, Sturge und Granville Sharp. (Wilberforce hatte damals nicht die geringsten Bedenken, kleine Kinder in seinen Fabriken zu beschäftigen.) Falmouth ist der Ort, an dem der mutige Baptistenpfarrer Knibb wirkte. Er war Sohn eines Schneiders aus Northamptonshire, England, kam 1825 als Missionar nach Jamaika und zog sich schnell den Haß der Besitzer der rund achtzig Zuckerrohrplantagen in der Umgebung der Stadt zu, weil er »die Sklaven subversiv beeinflußte«. Während des letzten großen Sklavenaufstands unter unserem Nationalhelden Sam Sharpe, 1831, wurden Knibb und andere Prediger verhaftet und in Montego Bay in den Knast gesteckt. Kurz nach seiner Freilassung legte er vor dem englischen Parlament engagiert Zeugnis von den Greueln der Sklaverei ab. 1832 wurde seine kleine Kapelle vom bewaffneten Arm der Sklavenbesitzer, der Bürgerwehr, in Brand gesetzt; aber schon zwei Jahre darauf, in der Nacht zum ersten August das Jahres 1834, ging der Traum der Schwarzen und der ihrer Sympathisanten in Erfüllung. Knibb feierte die gesetzliche Abschaffung der Sklaverei mit einer Mitternachtsmesse. Die Marmorplatte in der Kirche illustriert diese Szene: Die Symbole der Unterdrückung, Ketten, Peitsche und eiserne Halskrause, wurden in einen Sarg gelegt und beerdigt. Knibb rief der riesigen Menge zu: »Das Ungeheuer ist tot. Die Schwarzen sind frei!«

Als wir wieder im Sonnenlicht auf der Straße standen, sprach ich nicht aus, was mir die ganze Zeit über

das Herz zornig und den Kopf kühl gemacht hatte. Ich äußerte diesen Gedanken, unser Trauma nicht: daß das Ungeheuer mitnichten tot war.
Valerie und Latoya machten sich zu einem Einkaufsbummel auf, und für Prento und mich war es Zeit, unsere Verabredung einzuhalten. Das Gebäude, in dem wir Billy Chang treffen sollten, war gut in Schuß. Der gesamte vordere Bereich des Erdgeschosses wurde von einer Bar mit Restaurant eingenommen. Vor dem riesigen, polierten Mahagonitresen, der die Kneipe L-förmig teilte, standen bequeme Hocker; gedrechselte Mahagoniregale in Pyramidenform enthielten eine sehr große Getränkeauswahl, darunter grell pastellfarbene Liköre, die wohl nur alle Jubeljahre einmal bestellt werden. Die Flaschen in allen möglichen Farben und Formen verdoppelten sich in den Spiegeln an der Wand dahinter. Auf der anderen Seite bildete ein Lattenwerk aus zollbreitem Bambus die Trennwand zum Restaurant. Sein Eingang wurde von einem Perlenschnurvorhang verziert.
Wir setzten uns an die Bar und bestellten unsere Getränke.
»Haben Sie Billy Chang gesehen?« fragte Prento die aufwendig geschminkte Mulattin in Minirock und kurzer Batistbluse, die den Nabel freiließ, hinter dem Tresen. »Wir sind hier mit ihm verabredet.«
Die Frau fuhr fort, Gläser auf Hochglanz zu polieren, lächelte, dabei einen im Schneidezahn eingelassenen Diamanten entblössend, und wies mit dem Daumen auf eine schmale Tür rechts hinter sich. »Die sind oben«, sagte sie nur.
Wir tranken aus, zahlten und gingen um den Tresen herum. Die Barfrau hob den etwa drei Fuß breiten Teil des Tresens hoch, der mit Scharnieren an der Wand befestigt war, Prento öffnete das hüfthohe Türchen darunter, wir schritten an der Frau vorbei. Die Tür in der Wand war verschlossen.
 »Enh, enh«, machte die Mulattin. Sie grinste, strich

sehr nah an uns vorbei – dabei hatte sie doch vierundeinhalb Fuß Raum zwischen Tresen und unseren Körpern zur Verfügung – und drückte auf einen Knopf, der an der Wand unterhalb des Tresens verdeckt eingelassen war. Die Tür öffnete sich lautlos. »Viel Glück!« sagte die Schöne noch und zwinkerte uns zu, als wir schon drei Stufen einer steilen Treppe zum ersten Stock gegangen waren.

»Glück, wieso?« fragte Prento. Die Frau lachte nur. Dann schloß sie die Tür, und wir standen im Dunkeln. Vorsichtig tasteten wir uns vor. Am Ende der Treppe befand sich wiederum eine Tür. Auch diese war geschlossen. Wir klopften. Eine in Kopfhöhe eingelassene Luke öffnete sich, das Gesicht eines Albinos erschien in ihr.

»Ihr seid Billy Changs Kumpel?«

»Hm«, machten Prento und ich.

Die Luke wurde geschlossen, die Tür geöffnet. Wir gingen an dem Rausschmeißer vorbei.

»Enh, enh«, machte der, hob, Verzeihung heischend, sacht die Handflächen, sagte: »'zeihung!« und klopfte uns auf Waffen ab. »Okay«, murmelte der Albino. Als er die Tür schloß, sahen wir, daß sie mit einer Stahlplatte verstärkt war.

Prento senkte den Kopf ein wenig und stülpte die Unterlippe vor. In seinen weit offenen Augen ein Fragezeichen. Ich zuckte die Achseln.

Wir drehten uns um, kniffen die Augen zusammen und versuchten, in dem dicken Zigarren- und Zigarettenrauch Billy Chang auszumachen. Der Spielsalon war recht elegant ausgestattet. In die heruntergezogene Decke aus Zedernholztafeln waren kleine Punktscheinwerfer eingelassen, die ihr Licht auf jeweils eine grünbespannte Tischplatte warfen. Die eingebaute Klimaanlage war auf niedrig gestellt. Die Stirnseite des Salons zierte eine kleine Bar. Es befanden sich wohl anderthalb Dutzend Männer im Raum. Jeweils vier von ihnen saßen um drei, weit voneinander entfernt aufgestellte Tische. Ihre Kleidung zeigte, daß sie nicht zu den ärmeren Klassen gehörten. Die meisten von ihnen trugen Hüte oder Mützen. Sie pokerten. Am hellichten Tag. Die anderen Männer standen zum Teil hinter den Spielern, zum Teil an die hintere Wand gelehnt. Sie waren wohl Leibwächter oder Spanner, Kiebitze. Keiner von ihnen hatte aufgeschaut, als wir den Raum betraten. Hintereinander schritten wir zu dem Tisch in der linken hinteren Ecke des Salons. Billy Chang saß massiv an ihm, mit dem Rücken zur Wand. Sein Gesicht zeigte, wie fast immer, keinerlei Ausdruck. Als wir neben ihm standen, warf er seine Karten auf den grünen Filz und sagte nur: »Passe.« Dann erblickte er uns. »Schön, daß ihr pünktlich gekommen seid«, grüßte er. »Setzt euch. Getränke auf meine Rechnung. Bin gleich fertig.«

Bulkie lehnte an der Wand neben Billys Stuhl. Er winkte uns zu. »Was trinkt ihr? Das Übliche?«

Wir nickten, holten uns Stühle von dem am entferntest stehenden Tisch – keiner der Spieler hob auch nur den Kopf, uns zur Kenntnis zu nehmen – und plazierten uns an jenen, der Billys am nächsten stand. Ich sah mir die Männer an den Tischen noch einmal genauer an. Meine Augen hatten sich derweil an das Halbdunkel gewöhnt. Ich erkannte einige Mitglieder der Handelskammern der fünf im Westen gelegenen Parishs. Sogar vier schwarze unter ihnen.

Bulkie kam mit einem Tablett von der Bar zurück. Er stellte einen Flachmann Overproof Rum, zwei Flaschen Bitter Lemon, drei Gläser, eine Schüssel mit Eis und einigen halbierten Limetten auf den Tisch. Dann setzte er sich und goß ein, mit dem Nagel seines dicken rechten Daumens jene Stellen auf der Flasche markierend, die imaginär jedes Drittel des Inhalts vom nächsten trennten. Es bedurfte nicht des Senkens seines mächtigen Kopfes, die Augen auf Glashöhe zu bringen, um zu überprüfen, ob auch jeder von uns gleich viel Schnaps erhalten hatte. Er wird wohl als junger Bengel auf dem Bau gearbeitet haben. Wir füllten die Gläser mit Eiswürfeln auf, preßten jeweils den Saft einer halben Limette in sie und füllten mit Chasern auf.

»Angustora war keines da«, meinte Bulkie entschuldigend. Er kicherte kurz. »Willkommen in Falmouth und auf das Gelingen unserer ... Mission!«

Wir tranken einen kräftigen Schluck, setzten uns bequemer in die Stühle und beobachteten die Spieler an ihren Tischen. Dann blickte ich Bulkie an, wendete den Kopf und deutete mit dem Kinn auf Billy Chang.

»Das ist der fünfte Tag, an dem er nur säuft und spielt. Er wird nicht besoffen, und er verliert nicht«, wisperte Bulkie. »Er ist nicht mehr so krank. Eher heiter und ... entschlossen.«

»Entschlossen? Wozu?« fragte ich ebenso leise.

»Weiß ich nicht«, erwiderte Bulkie. »Aber ich kann es mir mittlerweile denken.«

Prento und ich ließen diese rätselhafte Antwort auf sich beruhen, süffelten unsere Longdrinks und beobachteten die Spieler. Hier ging es entschieden anders zu als in allen anderen Spielhöllen auf der Insel, die ich kannte. Jamaikaner sind lautstarke Spieler. Selbst diejenigen, die nur Luschen auf der Hand haben, pflegen lautstark anzugeben, und rund um Dominotische klingt es stets wie ein kleiner, regionaler Krieg. Diese Männer hier spielten leise, und gesittet. Sie spielten um hohe Einsätze.

»Seht ihr die beiden dahinten, neben dem Mulatten, da ... rechts?« fragte Bulkie. Er wies leicht mit dem Kinn auf sie.

»Hm?« machte ich.

»Nie gesehen«, erwiderte Prento.

»Bullen!« flüsterte Bulkie verächtlich und fügte hinzu: »Amerikaner. Von der ...«, er legte tiefste Verachtung in das Wort: »Drogenfahndung. DEA-Männer!«

»Und? Was wollen die hier?« fragte ich.
»Uns verleiten, ein Verbrechen zu begehen«, kicherte Bulkie.
»Was für ein Verbrechen?« tat Prento erstaunt.
»Seit einer Woche nerven die hier jeden zweiten Mann ... Das heißt, der eine, der hübsche, links, tut es. Er stinkt vor Geheimnistuerei und gibt vor, an einer guten Schiffsladung Ganja interessiert zu sein. Dabei kennt er nicht einmal die Preise hier auf dem Felsen. Wenn er welche erwähnt, dann immer so: Im Straßenverkaufswert von so-und-soviel US-Dollars. Da haben wohl irgendwelche Plattköpfe vergessen, ihm in der Ausbildung die Bullensprache abzugewöhnen. Er sagt, er käme aus Clarendon. Da müßt ihr mal seinen fetten Yankee-Akzent hören! Als Billy ihn daraufhin ansprach, behauptete er, vor drei Jahren nach Philly emigriert zu sein und dort mit *Posses* zusammenzuarbeiten.«
»Und der andere?« fragte ich.
»Der gibt vor, gegen jede Art von Drogen zu sein. Wahrhaftig, Mann, der nennt unser Kraut eine Droge! Also einfache Aufgabenteilung. So ein Pärchen wie Laurel und Hardy.«
»Und wie kommen die hierher?«
»Billy hat sie eingeladen. Das müßte sie doch interessieren. So haben wir sie immer unter Kontrolle.«
»Heißt das, die halten Billy für einen Exporteur?« Mir war nicht recht wohl bei der Art, wie Billy seine Arrangements traf.
»Ach was«, kicherte Billy. »Der ist immer auf der Seite des Anti-Drogen-Heinis. Offiziell natürlich. Ihr müßt euch mal mit denen unterhalten. Es ist zum Totlachen!«
»Das finde ich überhaupt nicht komisch«, widersprach Prento. Als Polizist im allgemeinen und privat im besonderen ist er Patriot. Ich wußte, was kommen würde. »Ich finde es verheerend, daß unsere Regierung es zuläßt, daß Polizisten, Soldaten und Dro-

genfahnder aus dem Ausland auf jamaikanischem Boden arbeiten. Dies ist ein Ausverkauf der Souveränität ...«

»Ach, Prento«, spottete ich, »wie können Premierminister von Seaga bis Patterson souverän sein, wenn Weltbank und Internationaler Währungsfond seit fast zwanzig Jahren unser Schicksal bestimmen?«

»Selbst arme Leute und Länder sollten ihre Würde haben«, beharrte er. »Ich bin wahrhaftig nie für den Kommunismus gewesen, das weißt du nur zu gut, aber ich schätzte es, daß die Vietkong die Amis aus ihrem Land gejagt haben, und ich hoffe zu Gott, daß Castro dem Druck, der ihm gemacht wird, nicht nachgibt ...«

»Nix zu fressen, aber unseren Stolz, was?«

»Genau, Ruffneck.«

»Laß uns das ein andermal diskutieren«, bat ich, da er laut zu werden drohte.

»O ja«, sagte mein Freund sehr bestimmt. »Nur zu gern!«

Wir sahen uns die beiden Männer unter gesenkten Wimpern genauer an. Der, den Bulkie als hübsch bezeichnet hatte, war ein schlanker, schwarzer Mann von etwa sechs Fuß, trug einen modisch kurzen Haarschnitt, unterhalb der Linie von Brauen und Ohrspitze ausrasiert, einen flotten, schmalen Schnurrbart, hatte zwei dicke Goldketten um den Hals, trug eine chice Hose, weit um die Hüften und Knie, eng um die Gelenke, gelbe Seidenstrümpfe und beigefarbene, bequeme Slippers. Der Mann neben ihm sah dagegen aus wie der Inhaber eines Bierverlags, der auf die falsche Brauerei gesetzt hat. Er war konservativ gekleidet, hatte sich einen braunen Strickschlips um den dicken Hals gewürgt, trank Cola aus der Flasche und paffte Zigaretten wie ein Sonntagsraucher. Ab und an gab er vor, seinen Nebenmann argwöhnisch zu mustern. Dabei nahm sein verkniffenes Gesicht einen füchsischen Ausdruck an. Er war von hellerer Hautfarbe als sein Kumpel.

»Und wie sollen wir uns die vorknöpfen, ohne aufzufallen?« fragte ich Bulkie nach einer Weile belustigt.
»Ihr braucht gar nichts zu tun. Die werden sich früher oder später von sich aus an euch wenden.« Damit war für Bulkie das Thema beendet.
Für Prento nicht: »Habt ihr Beweise dafür, daß diese Kerle da DEA-Männer sind?«
»Nöh, eigentlich nicht«, erwiderte Bulkie erstaunt. »Wieso?«
»Wo wohnen die?«
»Im Trelawny Beach Hotel. Ziemlich teuer. Die müssen gute Spesensätze haben.« Bulkie lachte leise.
»Ruffie«, wandte sich mein Freund an mich. »Wir ziehen um, und sei es für zwei, drei Tage. Ich möchte denen auf den Zahn fühlen; und der Super hat gesagt, wenn meine Spuren in höhere Preisklassen weisen, sollte ich nicht davor zurückscheuen, dort meine Recherchen anzustellen. Was hältst du davon?«
»Latoya und Valerie werden begeistert sein«, erwiderte ich. »Die schätzen Klasse.«
»Da hat es sogar Tennisplätze«, teilte Bulkie bedeutungsvoll mit.
»Ich kann nicht Tennis spielen«, sagte Prento steif.
»Aber ich«, spottete ich. »Ich nagele die auf dem Platz fest, und du guckst dich mal in ihren Zimmern um.«
»Ihr seid mir ja welche«, sagte Bulkie bewundernd.
Wir tranken eine weitere Runde. Dann sahen wir, wie Billy seine Karten auf den Tisch warf, einen kleineren Stapel Hunderter und Fünfhunderter, der vor ihm lag, nachlässig in die Hosentasche stopfte und aufstand.
»Bis morgen, die Herren!« sagte er zum Abschied laut zu seinen Partnern. Die nickten, blickten aber nicht hoch und winkten einem hageren Weißen mit Pferdegesicht in dunkler Hose und weißem Hemd mit blauen Streifen, der sich ihrem Tisch näherte.
»Ein Richter am Revisionsgericht«, flüsterte Bulkie respektvoll.

»Richtig«, erwiderte Billy lächelnd, als er neben uns stand. »Das ist die Gerechtigkeit dieser Welt: Ein Chinese zockt einen schwarzen Bauunternehmer, einen braunen Immobilienhändler und einen Jamaikaweißen Anwalt ab, und die holen sich von der Verkörperung weißer Justiz ihr Geld zurück.«
Er schien dies gar nicht komisch zu finden und wandte sich zum Gehen. Wir folgten ihm. Der Rausschmeißer öffnete respektvoll die Tür, Bulkie gab ihm ein Trinkgeld; der Albino ließ Licht in das Treppenhaus fallen, damit wir nicht stolperten, und noch ehe Billy Chang den Eingang zur Bar erreichte, öffnete sich die schmale Tür vor ihm wie von selbst. Er füllte ihren Rahmen ebenso aus wie Bulkie.

Open your eyes and look within.
Are you satisfied with the life
you're living?
Bob Marley

19

Billy haute rein. Zwei große Portionen Kuhfuß hatte er bestellt mit viel geschmortem Callaloo, mit Rice'n' Peas, Yams, gekochten Bananen und gerösteter Brotfrucht, dazu eine Dreiviertelliterflasche Overproof Rum, diverse Chaser und einige Gläser; Bulkie neben ihm stopfte sich mit Kutteln und weißen Bohnen den Bauch voll, Valerie und ich taten uns an Pepper' Steak gütlich; Prento, Latoya, die beiden DEA-Männer und einer von Billys Männern, der so tat, als kannte er seinen Boß nicht, aßen Curry Goat mit Salat und weißem Reis. Henderson hatte zum sichtlichen Mißfallen seiner Leibwächter die Speisekarte angewidert auf den Tisch geworfen, leise in sich hineingeflucht, »nicht mal ein zartes Steak« gemurmelt und die Kellnerin mit der Rechten fortgewedelt, nachdem er einen Flachmann roten Rums, zwei Cola und drei Gläser geordert hatte.
Billy hob den Kopf, lächelte fein, kaute gemächlich und ich sah, wie der Bissen an seinem Adamsapfel vorbei den Schlund hinunterglitt.
Billy fixierte den Mann neben Henderson, der auf vertrackte Weise der Beschreibung Rass Licks von einem der Gunmen glich, wischte sich über die Lippen, hob das Kinn und meinte spöttisch: »Eh, du da – 'tschuldige, daß ich dich so anrede, aber dein Chef hat dich mir nicht vorgestellt –, du hast doch bestimmt Hunger. Bestell was auf meine Rechnung. Du auch«, wandte er sich an den schlanken, dunklen Kerl mit Ohrring, der wiederum exakt der Beschrei-

bung durch Daddys Common Law Wife und Rass Lick entsprach.
»Ne, ne«, protestierte Henderson. »Für die bin ich zuständig. Was zu essen, Jungs?« wandte er sich verlegen an die beiden neben sich.
»Danke, Boß«, murmelte der Mann »mit dem Kinn eines Ebers.«
»Man nennt mich übrigens John Wayne«, sagte er nach einer kurzen Bedenkzeit zu Billy.
»Hm, John Wayne.« Billys Stimme triefte vor Ironie.
»Und du?« fragte er kichernd den Schlanken. Der blickte schnell hinüber zu seinem Boß. »Cunningham«, erwiderte er, nachdem Henderson gleichgültig tat. »Leroy Cunningham. Aber meine Freunde nennen mich Snake.«
Billys massiver Körper schüttelte sich vor Lachen.
»Ja, eine Schlange ist in der Tat schlau, wenn auch kein Schinken ...«
Der Mann mit dem Ohrring zog die Mundwinkel herunter: Diesen Scherz muß er schon oft gehört haben. Was er nicht wissen konnte, war die Tatsache, daß er wohl eher einer Blindschleiche glich angesichts der wohlgenährten Kobra namens Chang.
Henderson klopfte mit den Knöcheln auf die Tischplatte. Die Kellnerin näherte sich ihm. Er stand auf und wandte sich an die Leibwächter: »Bestellt, was ihr mögt, Jungs. Bin gleich wieder da.«
Er schritt in Richtung Herrentoilette. Seine Kreaturen studierten die Speisekarte. Bulkie warf mir einen angelegentlichen Blick zu: Henderson zog sich wohl etwas durch die Nase.
»Curry Goat«, sagte das Eberkinn endlich. »Aber mit Rice'n'Peas, nicht so-so-Reis. Klar?« Snake bestellte Kuhfuß mit Reis und Kochbananen. »Kein Gemüse!«
Die Kellnerin nickte und verschwand durch den Perlenschnurvorhang.
Wir hatten im Restaurant zu ebener Erde drei lange Tische zusammenschieben lassen, glichen aber nicht

im geringsten einer Abendmahlsgesellschaft, dafür war unsere Kollektion von Menschen zu heterogen. Der Mann, der an der Stirnseite des Tisches mit dem Rücken zur Wand saß, Billy Chang, bildete, ob er dies nun wollte oder nicht, ihr Zentrum. Daß er etwas im Schilde führte, war für die, die ihn gut kannten, offensichtlich, für mich und Prento, Bulkie und den Mann, der an der anderen Stirnseite saß und Billy auch nicht einmal mit einem Blick streifte.

»Paß auf«, hatte Billy sich eine Stunde zuvor an der Bar an Prento gewandt, »die beiden, die nachher mit Henderson kommen, sind die Mörder und Folterer, hinter denen du her bist oder herzusein vorgibst. Es gibt zwei Möglichkeiten. Entweder waltest du deines Amtes und verhaftest sie oder versuchst dies zumindest, denn es kann ja sein, daß die und ihr Boß dich über den Haufen schießen, und erlebst dann, wie du wieder mal auf die Schnauze fliegst. Daddys Frau ist verschwunden. Niemand weiß, wo sie sich zur Zeit aufhält. Die anderen Zeugen sind entweder nicht aufzufinden oder sagen nicht aus oder widerrufen ihre Aussage oder geben vor, die beiden nie gesehen zu haben, wenn Henderson und Co. ihnen Druck machen ...«

»Oder?« fragte Prento ohne jede Betonung.

»Oder du überläßt sie mir. Mit Henderson. Denn was bringt es, die Helfershelfer vor den Kadi zu schleppen und den Hintermann nicht belangen zu können? So geht es euch Bullen doch immer. Ihr fangt die Kleinen und ...«

»Das weiß ich nur zu gut«, unterbrach Prento ihn. »Denn was habe ich gegen Henderson in der Hand?«

»Nichts«, erwiderte Billy gemütlich. »Absolut gar nichts. Aber ich habe etwas. Das jedoch ist nicht«, er zog ironisch die Augenbraue hoch, »gerichtsverwendbar.«

»Und was hast du mit den dreien vor?« Prentos Stimme klang hart und flach. Er kannte die Antwort.

Bulkie mischte sich in ihren Dialog ein: »'tschuldigung, Boß«, sagte er und hob verzeihungheischend die Rechte, »du hast vergessen, sie darauf hinzuweisen, daß Henderson Soljie auf Crack gebracht hat. Persönlich.«
Er lächelte flach und blickte mir starr in die Augen. »Das hab ich wohl in Soljies Geschichte zu erwähnen vergessen, nicht?«
»Und ob, mein Lieber«, erwiderte ich fröhlich. »Aber besser jetzt als nie.«
Die ganze Zeit über hatten Billy und Prento sich nicht aus den Augen gelassen.
»Nun, was hast du mit ihnen vor, Mr. Billy Chang?« fragte Prento leise. Auch wenn er die Antwort kannte, wollte er sie aus Billys Mund.
Billy lächelte traurig. »Sie umlegen. Was sonst, mein Lieber?«
»Soljie ist nicht der einzige, den Henderson persönlich an den Haken nahm«, warf Bulkie schnell und flehentlich ein. »Uns sind zumindest sechs von Namen und Angesicht bekannt. Drei sind tot, drei im General Penitentiary beziehungsweise im St. Catherine Knast. Einer wegen dreifachen Mordes ...« Er schloß langsam die Lippen. Es wurde sehr still.
»Das kannst du nicht tun, Chang«, versetzte Prento dann, so leichthin wie möglich.
»Ich kann es sehr wohl«, erwiderte Billy im gleichen Tonfall. Er hob angelegentlich die Handflächen, ließ sie fallen und runzelte die Stirn, als dächte er über etwas völlig anderes nach.
»Und wenn ich es verhindere?«
»Das wirst du nicht, mein Freund, Dean Campbell, genannt Prento, der Lehrling, denn im Kapieren bist du schon Meister. Du wirst der Gerechtigkeit nicht in den Arm fallen. Willst du die drei etwa in Schutzhaft nehmen lassen? Um dann zu erleben, wie sie von erstklassigen Anwälten beredt vertreten und von Freunden im Knast bestens versorgt, freikommen und

weitermachen und wahrscheinlich einen *Hitman* auf dich ansetzen?«

Prento kratzte sich am linken Ellbogen. »Was meinst du, Ruffie?« fragte mein bester Freund.

»Ich halt mich da raus«, erwiderte ich schwerfällig.

»Ich finde, Billy hat so unrecht nicht ... Eines der vielen Dinge, die mir während meiner Zeit als Bulle am sauersten aufstießen, Prento, dir gehts doch ähnlich ..., ist, daß du im Dienst nur ein Rad in einer großen Maschinerie bist ... Irgend so ein armer Teufel legt irgendeinen anderen armen Teufel um. Du als Bulle kriegst den Auftrag, den Fall aufzuklären. War es nun Mord, Totschlag, Körperverletzung mit Todesfolge oder übertriebene Selbstverteidigung? Was es nun ist, mein Lieber, wissen wir nicht oder dürfen es nicht wissen. Das legen ganz andere Leute als du und ich und der arme Teufel fest. Du kriegst dein Gehalt, den Dienstrevolver, den Polizeiausweis und einen Auftrag. Du strengst dein bißchen Grips an und schnappst den, der mit größter Wahrscheinlichkeit der Täter ist. Dann geht alles seinen gesetzlichen Gang. Wir sind, wie die, die man Täter nennt, nur funktionierende Abschnitte in der Arbeitsteilung der Gesellschaft: Der Mörder mordet – ist vielleicht nicht einmal ein Mörder, sondern Opfer wie sein Opfer –, der Bulle fängt ihn, der Schließer sperrt ihn hinter Gitter, der Ankläger klagt an, die Sachverständigen geben richtige oder falsche Gutachten ab, die Jury entscheidet über Leben und Tod – daß der größte Teil dieser selbstgefälligen Schafsgesichter nicht mehr Verstand hat als ein Huhn, weiß im Grunde jeder –, der Richter spricht das Urteil aus, das Opfer gerät in die Abteilung für zum Tode Verurteilte, der Schließer schließt wieder, ein anderer gibt drauf acht, daß der nun nicht mehr mutmaßliche, sondern wahre, echte und richtige Täter sich nicht umbringt, der Seiler stellt den Strick, der Tischler den Galgen her und die Klappe, durch die dieser fast schon Tote mit seiner letzten Erektion fällt, der Henker legt den Strick um den Hals, der Arzt stellt den Tod fest, der Kaplan betet, der Begräbnisunternehmer packt das tote Fleisch in die Kiste, und jeder von uns hat ein gutes Gewissen ...«

»Genau«, stimmte Billy mir zu und kratzte sich skeptisch am Ohr.

»Aber ...«, Prento befand sich auf einsamem Posten, und er wußte es. Er wußte auch, wie wir anderen, daß Henderson und seine beiden Killer nicht *resozialisierbar* waren, daß sie, im Gegensatz zu den armen Teufeln, nicht im geringsten von Skrupeln, Gewissensängsten oder Schuldgefühlen geplagt waren.

»Pst, die Herren kommen!« zischte Bulkie. Billy Chang nickte Prento freundlich zu, rutschte vom Barhocker und ging mit weit ausgebreiteten Armen auf Henderson zu, der in der Tür der Bar auftauchte.

Anything you can do
I can do it better.
I'm the toughest.
Peter Tosh

20

Als kleiner Junge und Teenager muß er ein rundlicher, hübscher Typ gewesen sein, einer, der seinen Klassenkameraden immer Süßigkeiten ausgibt und als erster ein Fahrrad mit Sportlenker hat, einer von der Sorte mit reichen Eltern, die als Präsidenten des Eltern-Lehrer-Ausschusses einer guten, wohl kirchlich geführten Schule fungieren; ein Typ, dem es nie an gutem Essen, modischer Kleidung, Spielzeugen, Taschengeld, Moped oder Motorrad fehlte; Einzelkind, höchstwahrscheinlich, und als er dann studierte und ins Berufsleben eintrat in den Fußstapfen von Pappi, wurde er etwas fett. Nicht zu sehr – er ist von den Vorstellungen gehobener Schichten in den Staaten oder im Vereinigten Königreich beeinflußt –, aber doch so sehr, daß er jenen auf unserer Insel entsprach, wo ein gepflegter Bierbauch von Gesundheit, Wohlleben und Reichtum zeugt. Dazu die Designer-Klamotten, die handgefertigten Schuhe aus Spanien, die Zuhälterversion der Rolex-Uhr, die Goldketten um den Hals, das Handy in der Jackentasche und jener gelangweilte Gesichtsausdruck eines Mannes, der das Befehlen gewohnt ist, stets etwas mürrisch, weil es zu früh, zu spät oder zu schlecht befolgt wird. Und, natürlich, immer in Begleitung schlanker, gepflegter, hellbrauner Frauen Anfang Zwanzig aus der Oberstadt, denen sein Aussehen und Benehmen Sicherheit verspricht, die – wenn's denn sein muß – zwei obligaten Ficks pro Woche, den starken Arm um die Schulter, Kleider und Schmuck nach neuestem

Schrei aus einer Boutique in einer der gepflegten Shopping-Plazas in New Kingston, jedes Jahr ein neues Automodell.

So unauffällig wie möglich sah ich mir diesen Mann an und empfand kein bißchen Mitleid, eher Schadenfreude.

Billy Chang hatte sich mit seinem Opfer an einen weit von uns entfernten Tisch gesetzt und vom *Geschäft* geredet, seiner angeblichen Absicht, erzählte Bulkie uns später, auch in den Kokain- und Crackhandel einzusteigen.

Prento wirkte sehr abwesend und mürrisch. Als Latoya durch die Eingangstür kam, bat ich sie, sich um ihn zu kümmern, und genoß mit Valerie abgewandelte Screwdriver, starken Rum mit echtem Orangensaft, ein paar Spritzer Limone und Angostura darin. Als Billy aufstand, bedeutete dies für uns alle, daß es Zeit war, zu Tisch zu gehen.

Ich ließ mich von der hübschen, zu sehr aufgetakelten Mulattin mit dem Luxushotel verbinden und bestellte zwei Suiten. Solche mit Wasserbett hatten sie leider nicht. Ich war fest gewillt, das Scheitern von Henderson und seinen Männern voll und ganz zu genießen und mein Bestes zu tun, es voranzutreiben. Zudem interessierte mich, was Prento mit dem komischen Pärchen, dem die *Drogenfahndung* nur zu sehr in die Visagen geschnitten war, vorhatte. Der Aufenthalt in Trelawny versprach, noch anregender und ertragreicher zu werden.

Als ich vom Barhocker rutschen wollte, drückte die Barfrau auf den versteckten Knopf, die Tür rechts hinter ihr öffnete sich lautlos, und der hübsche, große DEA-Agent tauchte in ihr auf. Er winkte mir zu, als wären wir alte Bekannte – die Anwesenheit in einem illegalen Spielsalon machte wohl alle zu Teilhabern einer Verschwörung –, strahlte die Mulattin an, klopfte ihr zärtlich aufs wohlgeformte Hinterteil, öffnete die Klappe im Tresen und das hüfthohe Tür-

chen, schloß beide hinter sich und bestieg dann den Barhocker zwischen Prento und mir.
»Sie erlauben?« fragte er fröhlich.
Ich nickte. Prento sah ihn aufmerksam an, verlor seinen mürrischen Gesichtsausdruck, hob den Arm und öffnete die Handfläche.
»Sie sind uns willkommen, Fremder«, imitierte er den Tonfall von harten Männern in Westernfilmen. »Was trinken Sie?«
»Ein Bier«, erwiderte der Schönling erstaunt, »ein kaltes Bier, Fräulein!« Er lächelte die Mulattin an. Er hatte erstaunlich weiße und schöne Zähne.
»Sie sind von hier?« wandte er sich an Valerie.
»Nein«, erwiderte sie und warf ihm einen koketten Blick zu, »Touristen. Wir machen hier Urlaub. Wir sind aus der Stadt.«
»Der Stadt? Welcher Stadt?« Diese dumme Frage allein verriet, daß er nicht aus Clarendon kommen konnte. Dann dämmerte es ihm. »Oh, Sie meinen Kingston. Und da fahren Sie im Urlaub nach Falmouth?«
»Es ist herrlich«, gab Valerie vor zu schwärmen. »Wir haben schon eine Floßfahrt auf dem Martha Brae-Fluß gemacht, die Good Hope Plantation besichtigt und bei Montego Bay die Rockland Bird Feeding Station. Stellen Sie sich vor, die Vögel dort sind mit der Frau, die sie betreibt, so vertraut, daß sie buchstäblich aus der Hand fressen ...«
»Das würde ich Ihnen auch, gnädiges Fräulein«, unterbrach der Agent sie. Nach kurzer Pause wandte er sich an mich: »Wenn Sie erlauben.«
Wüßte ich nicht, was ich wußte, und wäre ich ein anderer als der, der ich bin, ich hätte ihm aufs Maul gehauen. Jesus Christus, Maria und Joseph, hatte denn kein bekloppter Ausbilder diesen Einfaltspinsel bei der Vorbereitung auf seinen Job im Ausland darauf hingewiesen, daß Jamaikaner schrecklich eifersüchtig sein können? Der mußte doch überall in offene Messer laufen.

»Oh, verzeihen Sie, Ferguson ist mein Name, Maynard Curtis Ferguson.«
Prento murmelte etwas, das wie ein Name klang, schaute sich vorsichtig um, legte seinem Nachbarn die Hand auf die Schulter und flüsterte: »Mein Freund«, er deutete konspirativ mit dem Kinn auf Bulkie, »hat mir gesagt, Sie hätten sich an ihn gewandt, weil Sie an ... Drogen interessiert seien. Mann, das können Sie nicht machen, da könnten Sie in Teufelsküche kommen! Ich habe vor zwei Jahren einmal, am Strand von Negril, einen Mann nach«, Prentos Stimme wurde noch leiser, »Marihuana gefragt. Und stellen Sie sich vor, der Mann war Polizist! Polizist in Zivil! Dabei sah der gar nicht nach Polizist aus ... Drei Tage und vier Nächte habe ich in einem dieser entsetzlichen Police Lock-ups verbringen müssen! Unter lauter Mördern, Dieben, Räubern und Drogenhändlern! Es war entsetzlich. Fast wäre ich von einem dieser Verbrecher vergewaltigt worden, wenn nicht ... na, das tut hier nichts zur Sache. Erst am Dienstagmorgen, ungewaschen, in denselben verschwitzten und stinkenden Klamotten, mit denen ich Freitagnacht eingeliefert worden war, in Handschellen ...« Prento schüttelte sich. Er schluckte. »Vierhundert Dollar Strafe. Einzelrichter. Petty Session. Der ganze Gerichtssaal voll, gottlob keiner meiner Freunde oder Verwandten und Bekannten da. Nie werde ich diese Tage und Nächte vergessen, diese ... Schande! Sie hatten ja Glück, daß Sie auf meinen Freund trafen, sonst wären auch Sie ... Nicht auszudenken! Ich sage Ihnen, jeder zweite Jamaikaner ist ein Geheimpolizist!«
Ferguson hörte ihm fasziniert zu. »Ehrlich?«
Prento sah sich erneut nervös um, führte seinen Mund sehr nah an das Ohr seines Nachbarn heran und flüsterte mit äußerster Lautstärke: »Drogenfahndung, verstehen Sie!«
»Ich wußte gar nicht, daß das so gefährlich ist«,

Ferguson versuchte ein schwaches Lächeln. »Ich denke, Sie übertreiben.«
»Nach der Erfahrung, diesen drei Tagen und vier Nächten in der Hölle? Erlauben Sie! Wollen Sie mich beleidigen?«
»Das liegt mir fern«, versicherte Ferguson. Er rückte leicht von mir ab. »Dabei ist Marihuana doch völlig ungefährlich«, sagte er eindringlich zu Prento.
»Das weiß ich auch«, gab dieser ebenso zurück. »Meine Oma hat es doch ständig benutzt. Sie stammte vom Lande her.«
»Ihre Oma?«
»Zur Vorbeugung«, klärte Prento ihn auf. »Um keinen Grünen Star zu kriegen. Der ist erblich in unserer Familie. Und darum habe ich doch auch ...«
»Oh, davon habe ich gehört.« Ferguson wandte sich an mich. »Der medizinische Nutzen der Hanfpflanze ist geradezu enorm. Es ist eine Schande, daß sie verboten ist!«
»Oh, finden Sie?« fragte ich ihn kühl. »Sie soll schon Hunderttausende verrückt gemacht haben. Und dann macht sie unglaublich geil. Das wiederum führt zu einem Anstieg von Vergewaltigungen ...«
»Wer hat Ihnen denn diesen Bären aufgebunden?« Ferguson lachte kurz und verächtlich auf.« Ich versichere Ihnen, es gibt keine einzige Studie von anerkannt wissenschaftlichem Wert, die derlei Dummheiten und Lügen unterstützt. Alles Propaganda!«
»Ehrlich?« fragte ich.
»Ich schwöre es!«
»He, ihr, wollt ihr nicht essen kommen«, ertönte Billys Stimme aus dem Restaurant jenseits des Bambuslattenwerks. »Ich bin hungrig wie ein Löwe.«
Prento faßte Ferguson oberhalb des Ellbogens an und deutete mit dem Kinn nach vorn. Nachdem ich mein Wechselgeld von der Barfrau erhalten hatte, rutschte ich als letzter vom Hocker, und plötzlich, wie aus dem Nichts, stand der andere DEA-Agent neben mir.

Er blickte sich vorsichtig um, dann mir beschwörend in die Augen. »Hat Ferguson wieder einmal … Ich meine, hat er auch Sie belästigt?«
»Belästigt?« tat ich erstaunt, »Wie meinen Sie das?«
»Der Mann ist besessen«, flüsterte er verschwörerisch. »Lassen Sie sich bloß nicht mit ihm ein. Ich weiß, was er vorhat. Wenn er denkt, er könnte mich dazu benutzen …«
»Um was geht es denn eigentlich?« fragte ich so arrogant wie möglich.
»Um Drogen!« erwiderte der DEA-Agent. »Mein Schwager will sich und mich und unsere Familien ins Unglück stürzen!«
»Ich verstehe kein Wort«, sagte ich kühl.
»Ich muß mit Ihnen reden«, der Gesichtsausdruck meines Gegenübers wurde füchsisch, »ich sehe Ihnen an, daß Sie ein Mann mit gesundem Menschenverstand sind. Sie müssen mir helfen.«
»Ich wüßte nicht, warum.«
»Wenn Sie nach dem Essen ein paar Minuten Zeit haben, leihen Sie mir bitte ihr Ohr. Ich habe sonst ja niemandem, dem ich hier vertrauen kann. Bitte!« Als er mitbekam, daß ich keinerlei Anzeichen von Neugier oder Mitleid zeigte, beugte er sich vor und flüsterte betont: »Es geht um Drogen. Um die Teufelsdroge Cannabis!«

I'm a radical,
A true born Jamaican.
Jimmy Cliff

21

Einen Tag, eine Nacht lang kein Schwarzer sein, kein Weißer, kein Coolie, kein Chineyman, sondern Mensch von einem anderen Stern: Tourist!
Unsere beiden Freunde von der Drug Enforcement Agency mußten einen guten Spesensatz haben: Dies war ein modernes Hotel mit ich weiß nicht wievielen Zimmern, einem eigenen Strand und einem großen Swimming-Pool. Es bot diverse Sportmöglichkeiten, darunter selbstverständlich Tennis und Golf. Die Suiten waren behaglich eingerichtet, der Service erwies sich als hervorragend. Ein Doppelzimmer kostete normalerweise zweihundertfünfundzwanzig US-Dollar die Nacht, inklusive Frühstück. Darin waren die zehn Prozent für die Bedienung noch nicht einmal enthalten.
Wir zeigten unsere jamaikanischen Pässe, ließen unseren Charme spielen und erhielten dreiunddreißig Prozent Rabatt. Für die etwa elftausend Jamaikadollar pro Nacht, die Prento für unsere beiden Zimmer auf den Tresen legte, arbeitet eine Hausangestellte durchschnittlich zweiundzwanzig Wochen. Auf einmal fanden wir Betten, Sofas und Sessel nicht mehr so bequem, und die Aussicht durch die großen Fenster weniger berauschend als zuhause.
Ich bin ein lausiger Tennisspieler. Ferguson war ein guter. Ich schwitzte und lief wie ein Huhn herum. Er schlug mich ohne jede Anstrengung von der Grundlinie und vom Netz aus. Aber er schlug mich nicht zu Null. Warum Love im Tennisjargon Null heißt, bleibt

mir ein Rätsel. Fergusons angeblicher Schwager, er nannte sich Donald MacKinley, saß mit Valerie und Latoya im Schatten, gab ihnen Fruchtpunsch auf Fruchtpunsch aus und wirkte entspannt und zufrieden.

Prento durchsuchte derweil ihre Zimmer.

Die Sonne sank. Es wurde kühler und ein wenig stikkig: Die Brise vom Meer her hatte sich gelegt. T-Shirt und Turnhose klebten mir am Leib. Wie es sich gehört, trafen Ferguson und ich uns am Netz und schüttelten die Hände. Er war bester Laune. Nach all den Frustrationen, die er, den Schilderungen seines angeblichen Schwagers zufolge, in letzter Zeit erlebt hatte, war ein Sieg im Sport der Samprasse, Agassis, Lecomtes, Beckers und Ashes eine erfreuliche Angelegenheit.

»Laufen kannst du ja«, spottete Valerie und wischte mit einem Handtuch den Schweiß von meiner Stirn.

»Hätte der Ball zehn Zoll mehr Durchmesser und wäre der Schläger doppelt so groß, hätte ich eine Chance«, gab ich zurück.

Latoya sprang auf und lief Prento entgegen, der sich unserem Tennisplatz gemächlich näherte. Er tat so, als wäre er gerade aufgewacht, und machte müde Späße über Leute, die nichts Besseres zu tun haben, als mit einem Schläger bewaffnet in der Hitze herumzurennen und sich für gutes Geld Muskelkater und Sonnenstich einzuhandeln.

»Das tun sonst nur verrückte Hunde und Engländer«, endete er.

Ferguson, ganz im vorgeschriebenen Weiß, zeigte kaum Anzeichen von Erschöpfung, ignorierte Prento und flirtete angeregt mit Latoya. Mein Freund hob grinsend den Daumen. MacKinley machte mir hinter Fergusons Rücken verschwörerische Zeichen und lachte nervös.

Valerie nahm mich bei der Hand, verabschiedete sich von den Amerikanern und geleitete mich zu unserer Suite.

»Da hast dir eine gute Massage verdient«, lachte sie. »Du Ärmster! Vorgeführt wie ein Affe im Zirkus.«
Ich duschte heiß und kalt, rubbelte mich minutenlang mit dem flauschigen Hotelhandtuch ab, warf mich auf das breite Bett und legte mich auf den Bauch. Valerie begann mit den Zehen, ging über die Fußreflexzonen und arbeitete sich langsam hoch. Als sie mich schließlich herumdrehte, waren wir bereit füreinander; und ihre Brüste waren wie junge Zwillinge von Gazellen, die unter den Lilien weiden. Das rote Schildchen an der Türklinke außen sagte: Daß ihr die Liebe nicht aufweckt und nicht stört, bis es ihr selbst gefällt. Völlig entspannt und befriedigt lagen wir schließlich Bauch an Bauch auf den Laken, rauchten einen kleinen Spliff, lauschten unserem langsamer werdenden Herzschlag und dem Ventilator und schliefen ein. Nach einer guten Weile weckte uns das vereinbarte Pochzeichen an der Tür. Valerie glitt von mir, schlüpfte in ihren leichten Hausmantel und öffnete.
Ich bedeckte meine Lenden mit dem Bettuch und blickte Prento fragend an. Er ließ sich im Sessel vor dem Schminktisch nieder, streckte die Beine aus und knabberte am rechten Daumennagel.
»Wie geahnt«, berichtete er, »zwei Sätze US-Pässe und jeweils drei blaue, jamaikanische, Dienstausweise der Drug Enforcement Agency und massenhaft Notizen ... Jeeeeeeeesus, sind das Amateure! Nicht mal die Tür war gesichert.«
»Und was hast du vor mit ihnen?« fragte ich, wohlig müde. »Irgendwelche Pläne, enh?«
»O ja«, kicherte mein Freund, »aus Drogenfahndern machen wir Ziegendiebe.«
»Was?« Valeries Augen waren groß und rund.
»Ziegendiebe?« wiederholte ich dümmlich.
»Ich erzähl's euch später.« Prento tat undurchsichtig und bat um einen Drink. Valerie mischte ihm einen.
 »Kannst du mir deine Landkarte mal leihen?« fragte

er nach einer Weile. Ich deutete mit dem Kinn auf den extrem breiten, in der Wand eingelassenen Kleiderschrank mit seinen schmalen Holzjalousien. Prento stand auf, öffnete ihn, holte meine kleine Reisetasche hervor und kramte in ihr.

»Da«, sagte er, nachdem er die Karte auf Valeries Kopfkissen ausgebreitet und glattgestrichen hatte. »Hier. Ich hab's von Billy, der es wiederum aus erster Hand hat.« Er tippte mit dem Zeigefinger auf einen Punkt im Süden der Insel. Ich drehte den Kopf. »Ach, wie lang war ich schon nicht mehr in St. Elizabeth! Diese tiefen Ebenen an der Küste, die Santa Cruz Berge ... Wenn du hier, von der Terrasse des neuen Restaurants aus in die Tiefe guckst, wird es dir etwas schwummerig zumute: Die Karibik liegt direkt unter dir, sechzehnhundert Fuß tiefer.«

»Hm«, sagte ich. »Lovers' Leap. Da sprangen zwei Liebende in den Tod. Als *bewegliche Habe* verschiedener Herren wollten sie nicht länger getrennt sein. Liebe war Sklaven verboten. Ein Liebespaar war und ist die kleinste kriminelle Vereinigung.«

»Ja«, nickte Prento »und nicht weit vom Leuchtturm gibt es eine neue Sehenswürdigkeit für Touristen. Man kommt nur nicht ganz nahe dran: Eine Radarstation der Yankees zum Entdecken niedrig fliegender Ganjaflugzeuge. Und hier, in Treasure Beach«, sein Finger rutschte nach links, »ein ganzes Hotel, das für unsereins gesperrt ist, voll mit Ami-Soldaten. Sie sind als Touristen verkleidet. Benehmen und Haarschnitt verraten sie. Die wirken genauso komisch wie die im Mafiosi-Film *Some like it hot,* mit der einheitlichen Golfausrüstung, in der die Tommy-Gun, die MP, versteckt ist. Ich verstehe unsere Regierung nicht, Ruffie. Wie können die so etwas zulassen? Wäre es andersherum möglich, daß eine ganze Kompanie rotchinesischer Soldaten an der Küste von Kalifornien stationiert wäre mit der Aufgabe, nach Marihuana zu gucken? Das ist dort das umsatzstärkste landwirtschaftliche Produkt, vor Mais und Soyabohnen ...«

»Dein heißgeliebter Ex-Premierminister Seaga, auch CIA-Eddie genannt, Prento, wurde direkt nach seiner Wahl, achtzig, von Ronnie Reagan nach Washington eingeladen: Nach der erfolgreichen Abwehr der sozialistischen Gefahr fing der Krieg gegen die zweitwichtigste Menschheitsbedrohung an, die *Teufelsdroge Cannabis,* wie unser Freund MacKinley sie zu nennen beliebt.«

»Das weiß ich doch alles«, murmelte Prento. »Im gleichen Jahr begann der Aufstieg von Crack und Kokain.«

»Zufall?«

»Ich weiß es nicht, wirklich nicht«, sagte mein Freund deprimiert.

»Ich glaube nicht an Zufälle«, meinte Valerie. »Also, entweder drängte Reagan Mexiko, Kolumbien, Jamaika und andere Länder, die Ausrottung von Ganja zu betreiben, weil er seine Freunde und Gönner, die Ganjabauern Kaliforniens – er war dort vorher Gouverneur –, vor Konkurrenz schützen wollte, oder die Versippung von Mafia und Politik geht tiefer, als wir uns in unseren finstersten Träumen zugeben können.«

»Quatsch!« widersprach Prento.

»Enh, enh«, wandte ich mich an ihn. »Dafür sprechen doch alle Fakten. Soll ich sie dir aufzählen?« Ich fuhr, weil er nichts sagte, fort: »Achtzig kostete die Unze Ganja in den Staaten zweiundsiebzig Dollar, acht Jahre später dagegen hundertfünfunddreißig, in den gleichen Jahren aber sackte der Preis pro Gramm Kokain von vierhundertsiebzig auf fünfundachtzig, pro Milligramm Heroin von drei Dollar sechzig auf drei vierunddreißig. Die harten Drogen wurden immer reiner und billiger, und das, obwohl allein die Bundesbehörden dort sechsundzwanzig Milliarden Dollar für dic Kampagne gegen die Drogen ausgegeben und sage und schreibe nahezu sieben Millionen Festnahmen in Drogenfällen vorgenommen hatten. In einem Wort: Der angebliche Kampf gegen die Droge führte zum Sieg der harten Drogen.«

»Also das gleiche wie zur Zeit der Prohibition von Alkohol«, schloß Valerie.

»Und dann fragen wir uns mal als gute Detektive, Prento: Wem nützt das, hm?«

»Ich glaub nicht an diese Verschwörung von Mafia und Politik«, erwiderte mein Freund stur.

»Komm, komm«, bat ich ihn, »wir sind diese Angelegenheit doch schon unendliche Male durchgegangen.« Prento schwieg. Also fuhr ich fort: »In den dreißiger Jahren war schon bekannt, daß Hanf die nützlichste aller Nutzpflanzen ist, und als schließlich Schälmaschinen entwickelt worden waren, welche die Fasern kostengünstig und effizient vom Halm trennen konnten, stand dem Hanf als wichtigstem und ertragreichstem Agrarprodukt nichts mehr im Wege ... Nichts als die Interessen von Leuten, die ihr Vermögen in andere Stoffe investiert hatten. Der Papier- und Zeitungskonzern Hearst – ja, genau der, *Citizen Cane* – hatte auf Holz gesetzt, der Chemie-Multi Du Pont auf Erdöl und seine Produkte. Die kamen nun auf Touren. Auf einmal waren alle Blätter voll von Geschichten von *Negern*, die unter der Einwirkung von Marihuana am laufenden Band weiße Frauen vergewaltigen, von Mexikanern und armen Weißen, die faul wie die Sünde wären, weil sie halt Pot rauchen. Dreißig Jahre lang arbeitete ein gewisser Harry Anslinger als weltweit fahrender Drogenbekämpfer. *Zufällig* war er ... mit dem Finanzier des Du Pont-Konzerns Andrew Mellon verwandt. Zufall hin, Zufall her, der Mann haßte Schwarze und Jazz und erreichte, daß der Marihuana-Rassismus vom Kongreß in Gesetze gegossen wurde. Völlig fanatisch und von keiner Sachkenntnis getrübt, machte er den Abgeordneten neunzehnhundertsiebenunddreißig klar, daß es in den Staaten etwa hunderttausend Marihuanaraucher gäbe und die meisten unter ihnen *Neger und Mexikaner und Unterhaltungskünstler* ... Und, nun hör mal gut zu, der Genuß von Marihuana und das Anhören der Satansmusik Jazz führe weiße Frauen dazu, *sexuelle Beziehungen mit Negern zu wollen!* Das ist Wahnsinn, ja – kein ›vom Ganjarauchen erzeugter‹ Wahnsinn, den die Yanks *Reefer Madness* nennen –, aber er hat Methode. Sexuelle Minderwertigkeitskomplexe und Rassismus wurden zu Gesetzestafeln.«

»Kein Widerspruch, Euer Ehren«, murmelte Prento.

»Wurde ein Argument wissenschaftlich widerlegt, zauberten die rassistischen und korrupten Schweine wie Anslinger neue aus dem Hut. Machte Marihuana in den Dreißigern aggressiv, führte es, kaum waren die USA in den Kalten Krieg eingetreten, achtundvierzig zu ... Pazifismus, werde also von Moskau gepuscht, die wahrhaftigen Demokratien des Westens zu schwächen. Wozu das führt, haben wir ja in Vietnam gesehen, wo die Yanks einen auf den Sack gekriegt haben ...«

»Das Trauma dauert bis heute an«, murmelte Valerie und fuhr fort: »War es Zufall, Prento, daß Flugzeuge der Air America, einer Gesellschaft, die der CIA gehört, damals am laufenden Band Rohopium aus dem Goldenen Dreieck zur Weiterverarbeitung ausflogen? Die Bergvölker dort mußten als Mitstreiter gegen den Vietcong gewonnen werden.«

Prento fuhr auf, sagte aber nichts.

»Der größte Chemiekonzern der Welt, Du Pont, liefert die Pestizide und Herbizide für Baumwollfelder«, nahm ich ihren Gedankenfaden auf, »Hanf braucht diese nicht und liefert bessere und haltbarere Textilien, denk mal an die ersten Levy's Jeans! Du Pont stellt Sulfite und Sulfate für die Herstellung von Papier aus Holz her, Papier aus Hanf hält; denk an die Gutenbergbibel!, Papier aus Holzschliff verrottet

nach einigen Jahren; Du Pont stellt Kunststoffe aus Erdöl her – Textilien aus Hanf tragen sich angenehmer und sind ökologischer!, zudem ist dann mit dem Verbrauch von fossilen Brennstoffen bald Schluß, gibt es keine mehr ... Mein hübscher Tennispartner, dieser verdammte Zyniker Ferguson, kriegt sein Geld dafür, daß er Hanf und Hanfprodukte bekämpft und erzählt uns lang und breit, wie nützlich und harmlos Hanf und Ganja sind. Herr, vergib ihnen ... nicht, denn sie wissen, was sie tun!«
»Und meine ehemaligen Parteifreunde, Prento, mein Bester, wir hacken ja nicht nur auf deinem CIA-ga rum, sind eben«, Valerie saugte verächtlich an den oberen Schneidezähnen, »politisch gereift und noch asozialer als deine Konservativen geworden. Aber im großen und ganzen kannst du sagen, gehen Armee und Polizei, die wahrhaftig andere, wichtigere Aufgaben hätten, nur noch der *Ganjaausrottung* nach, wenn die amerikanische Botschaft in Kingston sich mal wieder laut räuspert und einen Kredit in Aussicht stellt ...«
»Prento, neunzehnhunderteinunddreißig war Andrew Mellon von der Mellon Bank in Pittsburgh der Financier von Du Pont und ... Hoovers Finanzminister«, fuhr ich fort, »als solcher ernannte er den Mann seiner Nichte, besagten Ganoven Anslinger zum Leiter der obersten Rauschgift- und Drogenbehörde. Da trieb er einunddreißig Jahre sein Unwesen. In den staatlich geförderten Forschungsprogrammen der siebziger Jahre aber kommt man zu dem Schluß, daß unbearbeitetes, *natürliches Cannabis* für viele Krankheiten das *sicherste und beste Heilmittel* ist. Achtundachtzig erging das Urteil eines konservativen DEA-Verwaltungsrichters, daß es sich *bei Marihuana um eine der sichersten therapeutischen Substanzen handele, die der Menschheit bekannt sind*. Die Legalisierung der Pflanze aber würde den größten amerikanischen Pharmakonzernen wie Eli Lilly Company,

Pfizer, Abbott Labs und anderen Verluste in Milliardenhöhe pro Jahr einbringen. Und wer ist bei denen Großaktionär, Prento? George Bush und ein Großteil seines Kabinetts. Zufall? Zufall, daß selbst die Cannabisforschung von denen verboten wird? Zufall, daß die eine Hälfte der Gelder zur Finanzierung der Kampagnen gegen Marihuana von US-Pharmaherstellern und Apothekerverbänden stammt, die andere von Tabak-, Bier- und Schnapsfirmen wie Philip Morris, Coors und Anhauser Busch?«
Prento sagte nichts.
»Die aber, Ruffie, gehen auch zweibeinig vor«, lachte Valerie, »Erinnerst du dich dran, wie Bob Marleys Erben kürzlich eine einstweilige Verfügung gegen besagten großen Tabakkonzern durchsetzen konnten, weil dieser schon ein Logo für Ganjazigaretten mit dem schönen Namen Marl-ey entwickelt hatte, die Alternative zu Marl-borough?«
Prento grinste.
»Nun komm schon«, bat ich ihn, »raus damit! Wie meinst du das: Wir verwandeln Drogenfahnder in Ziegendiebe?«
»Sachte, sachte, mein Lieber«, lachte mein Freund. »Heut ist ... laß mal sehen, hm ... Übermorgen nacht sind wir unterwegs.«
»Du fährst doch morgen mit Billy nach Accompong?« unterbrach ich ihn. »Nicht?«
»Ja.« Prento grinste. »Und dort kauf ich zwei, drei kleine Ziegenböckchen, lasse sie schlachten, packe sie in wasserdichte Säcke, und übermorgen Abend, kurz bevor wir aufbrechen, stecke ich diese unseren beiden Freunden in den Kofferraum und informiere kurz vorher ein paar«, Prento kicherte heimtückisch, hob die Stimme und den rechten Zeigefinger, »aufgebrachte Farmer. Gestern stand es groß in der Zeitung: Der Diebstahl von Ziegenböcken in Trelawny nimmt epidemische Ausmaße an!«

Pass the Cushum-Peng
Pass it over!
Frankie Paul

22

Wir drei lachten, bis uns die Tränen kamen, stießen die geballte Faust aneinander, und Valerie schnackte mit den Fingern: »Ja, Prento, das mach mal. Die Fressen möchte ich sehen!«

Vielleicht zahlten wir es den Falschen zurück. Vielleicht waren die beiden DEA-Agenten wirklich nur arme Schweine, die ihr Bestes taten, auf Spesen ein gutes Leben zu führen und den Herrgott einen guten Mann sein zu lassen. Aber es ärgerte uns, wie sie mit ihrer einfachen Masche unsere Landsleute und uns reinzulegen versuchten. Die Amis halten Habsucht und Gewinnstreben für *natürliche Anlagen* des Menschen. Auf diese setzten sie, ihrem schmutzigen Handwerk nachzugehen. Es war nicht ausgeschlossen, daß irgendein harmloser Spießer, der noch nie in seinem Leben etwas mit Ganja zu tun hatte, »zum Verbrechen verleitet« werden konnte, wie Bulkie es genannt hatte.

Ferguson hatte es Prento klargemacht: Könnte er ihm ein Pfund Marihuana besorgen, er zahlte hundert US-Dollar dafür und fragte nicht, für wieviel Prento es erhalten hatte. Hundert US- sind etwa dreitausenddreihundert Jamaikadollar. Pro Pfund könnte mein Freund also innerhalb kürzester Zeit knapp achtzig US Profit machen, wußte Ferguson, daß Prento es wußte.

Der lachte ihn aus: »Und Sie kriegen in den Staaten etwa fünf oder sechs pro Gramm, für ein Pfund also ...«

»Vier«, berichtigte der Drogenfahnder ihn. »Die Preise sind gefallen.«
»Für bestes Sensi?« zweifelte mein Freund. Dann lehnte er ab und wies immer wieder auf seine »grauenhafte Erfahrung in der überfüllten Polizeizelle« hin.
»Mann«, unterbrach Ferguson ihn energisch, »ich will nicht nur ein Pfund! Ich brauche fünfhundert und zahle Ihnen fünfzigtausend Greenbacks bar in die Hand. In gebrauchten Hundertern.«
Nun hatte Prento einen weiteren Vorwand, den Deal abzulehnen: »Hunderter? Damit können Sie sich den Arsch abwischen! Gehen Sie mal zu einer Bank hier in Falmouth und versuchen Sie, einen Hunderter zu wechseln! Die zur Zeit im Umlauf befindlichen Fälschungen sind so gut, daß sich auf dem Felsen, ich meine, hier auf Jamaika, nicht einmal eine Maschine befindet, die echte von falschen Banknoten unterscheiden kann. Außerdem weiß jedes kleine Kind, daß der größte Teil der echten Hunderter sich in den Händen der Narkomafia befindet.«
»In Ordnung«, nickte der DEA-Agent. »Fünfziger, Zwanziger, wie Sie wollen.«
Er war sich nun sicher, daß Prento nur Vorwände gesucht hatte, nicht in den Handel einzusteigen; die Größe des jüngsten Angebots aber mußte sein Gegenüber zu seinem Opfer machen. Für Ferguson war mein Freund nur ein *verdächtiges Subjekt*, ein Jamaikaner halt. Wie sonst sollte er sich dieses teure Hotel, eine hübsche, gut gekleidete Gespielin wie Latoya und den Geländewagen mit Zweiundeinhalblitermotor leisten können? Immobilien? Darin handele er, hatte Prento ihm klargemacht. Pah! Prento war ein Lügner und Schlitzohr wie alle Menschen hier auf der Insel.
Mein Freund musterte den Agent provocateur nachdenklich. Die Masche war simpel, aber erfolgversprechend. Wer könnte schon einem schnellen Handel widerstehen, bei dem fünfhundert mal achtzig

US, also, nach Abzug der Unkosten für die Miete eines Kleinlastwagens, ein und eine Viertelmillion Jamaikadollar Profit zu machen waren? Er tat so, als überlege er sich das Geschäft. »Angenommen«, fragte er vorsichtig, »jemand beschafft Ihnen hundert Pfund für zehntausend US, wie kriegen Sie die Ware dann ... hinüber in die Staaten?«
Der DEA-Mann gab sich einen Ruck und tat undurchsichtig: »Das ist meine Angelegenheit.«
»O nein«, widersprach mein Freund. »Werden Sie geschnappt, wird auch der Partner gefangen.«
»Ich bin ein Mann von Ehre«, versetzte Ferguson arrogant.
Sein angeblicher Schwager, der in einem amerikanischen Paß MacKinley hieß, im anderen Mason, in einem jamaikanischen Miller, im zweiten Brown, im dritten Morty Liston, hatte, mich heißzumachen, mir seine *Befürchtungen* erzählt. Wie sein Schwager ihm vom »Geschäft unseres Lebens« vorgeschwärmt hatte, von der »Verwandlung von zweiundzwanzig Cent pro Gramm Sensimillia auf Jamaika in fünf Dollar in Florida!«
»Und mein Boot will er dafür benutzen. Mir dreiunddreißig Prozent vom Reingewinn dafür geben! Mann, ich bin ja für jedes gute Geschäft zu kriegen, aber das ist mir zu riskant!«
»Und wie stellt Ihr Schwager sich das vor? Ohne Sie kann er das Zeugs nicht außer Lande schaffen.«
MacKinley alias Mason alias Miller alias Brown alias Liston war ein Schmierendarsteller. Er rückte näher an mich heran und flüsterte: »Sie haben ihn ja kennengelernt. Er hat Charme, im Gegensatz zu mir. Ich traue meiner ganzen Bootsbesatzung nicht mehr. Der ist so gerissen, daß es mir auf der Rückreise passieren kann, von ihm oder dem Käptn informiert zu werden, sie hätten eine doppelte Bootswand einziehen lassen und dahinter befänden sich ein paar hundert Pfund der Teufelsdroge.«

»Und da lassen Sie Ihr Boot noch aus den Augen?«
»Ich kann doch nicht vierundzwanzig Stunden am Tag im Hafen Wache stehen«, protestierte MacKinley. »Und zudem kann es mir passieren, daß ich unter Drogen gesetzt werde.«
»Das trauen Sie Ihrem eigenen Schwager zu?«
»Ich sage Ihnen nur eines«, versetzte der DEA-Mann, »bei den Gewinnmargen traue ich jedem alles zu. Was kann ich nur machen?«
»Versuchen Sie, Ihr Boot umgehend zu verkaufen«, riet ich ihm, »und nehmen Sie einen Flieger, der Sie nach Hause bringt.«
»Aber das kann ich meiner Schwester, seiner Frau, doch nicht zumuten. Verstehen Sie nun, in was für einer verzweifelten Lage ich mich befinde?«
Nun sah es so aus, als wäre ihre Masche doch nicht so einfach gestrickt, als spielten sie nur Laurel und Hardy: Sie oder ihre Vorgesetzten hatten sich sehr wohl auf die Mentalität von Jamaikanern eingestellt. Wenn die Neigung zum schnellen Gewinn unterentwickelt sein sollte, könnten sie sich immer noch auf die andere meiner Landsleute verlassen, jene, einem anderen gern einen Schabernack zu spielen. Die haben wir von unserem inoffiziellen Nationalhelden, von Ananzi.
Prento, Valerie und ich ließen den Spliff herumgehen und lachten und versuchten uns vorzustellen, wie der Kerl reagieren würde, wenn er herauskriegte, daß seine Lage noch viel verzweifelter wäre. Dafür würden unsere hart arbeitenden, unter dem grassierenden Ziegendiebstahl leidenden, verzweifelten Farmer sorgen. Mit dem Verkauf der Böcke finanzieren sie die Bezahlung von Steuern und die schulische Erziehung ihrer Kinder. Und wer daran rührte, dem gnade Gott!

Gimme de weed,
Good, ganja-weed!
Buju Banton

23

Drei vollbeladene Armeelastwagen rumpelten über die nächtlichen Straßen von St. Elizabeth, Manchester und Trelawny. Vor ihnen ein Geländewagen mit vier Mann Besatzung, desgleichen hinter ihnen. Wimpel in den Farben Jamaikas, Großbritanniens und der Vereinigten Staaten flatterten an den auf den Schutzblechen angebrachten Ständern im kühlen Nachtwind. Die vierzehn Männer in den Gefährten trugen die Uniformen dieser Staaten, Baretts und Gesichtsmasken, die nur die Augen freiließen. Acht von ihnen stützten die Schäfte ihrer Langwaffen auf den Oberschenkeln, die Mündungen ragten aus den Fensteröffnungen.
Die *aufrechten Bürger* längs der Straßen lugten durch die Fenster ihrer Häuser und waren befriedigt: Der Staat zeigte seine *feste Hand*.
Die Rastafarians fluchten, als sie den Konvoi sahen: Die *Wicked Ones* führten wieder einmal ihren Unheiligen Krieg gegen die *Heilung der Völker*, die edelste und nützlichste Pflanze der Welt.
Einige Nachfahren der Maroons gedachten der glorreichen Vergangenheit: Damals hätten sie, perfekt mit Laubwerk getarnt, Hinterhalte gelegt und die Eliteeinheiten des Feindes vernichtet.
Zwei Lastwagen kamen aus dem Bezirk Me No Send Yu No Come, der dritte und die beiden Land Rover aus dem Bezirk Look Behind. Die Besatzungen hatten zügig und überlegt gearbeitet, so wie Jamaikaner stets arbeiten, wenn sie menschengerecht bezahlt werden. Um zehn Uhr nachts hatten sie sich in Ox-

ford vereinigt und waren dann im Konvoi nach Norden gefahren, zunächst durch einen Zipfel des Parishs von Manchester, von Troy an durch Trelawny.
Es weihnachtete sehr. Die Bars und Kirchen waren voll, und selbst in den kleinsten Weilern gab es Straßentänze. Die Besitzer von Autos hatten diese mit Verwandten und Freunden vollgeladen, die Kofferraumdeckel hochgeklappt, so daß auch dort welche mitfahren konnten, die Beine im Freien, in einer Hand die obligatorische Bierflasche. So *kreuzten* sie von Bar zu Bar, von Dancehall zu Dancehall, von Party zu Party.
Die vorbeifahrenden Wagen der Armee wurden mit Schweigen bedacht; Gespräche verstummten kurz, Gelächter wurde abgebrochen, kein Mensch fluchte, jeder benahm sich kurzfristig so gesittet und unbemerkbar wie möglich. Polizisten wären mit Johlen, Spott und Flüchen empfangen worden; vor Soldaten hat jeder Respekt oder Angst.
Billy Chang wirkte enorm echt als jamaikanischer Major, Bulkie als US-amerikanischer nicht minder; und wir anderen, weniger massiv gebaut, versuchten durch finstere Blicke ebenso martialisch auszusehen.
Ich zwinkerte Prento neben mir zu: Die *Operation Weihnachtsgeld* lief bislang wie geplant. Hinter Clarks Town vertraten wir uns die Beine. Wir lagen gut in der Zeit. Hinter Duncans erwartete uns eine Straßensperre der *Armee*; zwei »Soldaten« trugen die beiden rotweiß-gestrichenen Stahlböcke von der Nationalstraße zu einem grasüberwachsenen Pfad, nachdem der Konvoi in diesen eingebogen war, und blockierten die Einfahrt. Entlang der Nationalstraße befanden sich an der der Küste zu gelegenen Seite alle dreißig Yards Schilder der Armee mit der Aufschrift: DURCHGANG VERBOTEN. ZUWIDERHANDLUNGEN WERDEN GERICHTLICH BELANGT. Selbst der Premierminister würde sich daran halten und stolz auf seine Armee sein.

Wir parkten die Wagen mit der Schnauze landeinwärts unweit der Anlegestelle unter ausladenden Mandelbäumen.
Billy Chang hantierte an seinem großen Funkgerät und justierte die Antenne. Er blickte auf die Armbanduhr und nickte. Nach genau einer halben Stunde hörten wir das Brummen mächtiger Motoren in den Wolken über dem Meer. Billy sprach kurz in sein Gerät und nickte seinen Männern zu: Sie zündeten Kerosinfackeln längs der Bootsstege an.
Der Lärm der Flugzeugmotoren wurde infernalisch, und bald sahen wir den riesigen Schatten durch die Wolken stoßen, sich schräglegen und einen Halbkreis beschreiben. Wir hielten uns die Ohren zu; aber dann drosselte der Pilot die beiden Maschinen von je eintausendzweihundert Pferdestärken. Kurz über der Wasseroberfläche schien das riesige Flugzeug in der Luft stehenzubleiben, schüttelte sich und setzte mit einem gewaltigen Knall auf. Laaaaaawd!, schoß es mir durch das Gehirn, der Rumpf muß zerrissen sein! Die Catalina wurde langsamer, sank tiefer in das Wasser ein, glitt sachte auf eine Anlegestelle zu, kam dort zum Stillstand, und die Maschinen wurden abgestellt.
Auf einmal war es unheimlich still. Dann hörte ich wieder das sanfte Klatschen der Wellen auf dem Sand der Bucht, und Prento und ich ließen laut unsere Atemluft ab und stießen die geballte Rechte aneinander. Im Dunkel der Nacht wirkte das Wasserflugzeug wie ein riesiger, friedlicher Wal.
Der Pilot öffnete die Ladetür und kletterte heraus. In Windeseile machten sich Billys Männer, Prento und mein Cousin Orell, der zu uns gestoßen war, an die Arbeit. Billy und ich gaben den Männern die Anweisungen, welcher Sack und welches Paket an welchen Ort gepackt sein mußte. Die Last mußte mit größter Akuratesse verstaut werden, damit das Flugzeug exakt ausbalanciert blieb. Alle Säcke und Pakete trugen

Nummern und Buchstaben. Gemäß unserer Planzeichnung gelangten sie an vorbestimmte Stellen im Inneren des gewaltigen Wals.
Der Pilot öffnete die Kabinentür, warf einen Koffer auf die Bohlen der Anlegestelle und sprang hinterher. Während Billy im Licht einer kleinen, wasserfesten Taschenlampe Buchstaben und Ziffern von der Zeichnung ablas, ging ich mit dem Piloten zu unserem Landrover. Der Mann öffnete den Koffer, ich überprüfte den Inhalt kurz, schloß den Koffer und warf ihn in meinen Wagen. Wir setzten uns auf die vordere Stoßstange, lehnten uns an den Kühler, ich holte meinen kleinen Brustbeutel hervor und rauchte einen Spliff an.
»Mann, riecht das gut!« seufzte der drahtige weiße Mann neben mir.
»Das riecht nicht nur gut ...« erwiderte ich und gab ihm die Tüte. Der Pilot rauchte, wobei er den Spliff, wie Amerikaner es oft machen in beiden Händen hielt und mit dem Rauch laut Beiluft einatmete, daß THC schneller in die Blutbahn gelangen zu lassen. Ich lächelte. Der Mann war ein Genießer.
Douglas Riley jr. konnte man den Berufsoffizier immer noch ansehen. Er war Ende Fünfzig, hatte das wettergegerbte Gesicht des Südstaatlers, eine lange, dünne Nase, schmale Lippen, trug einen mächtigen Schnauzer, Cowboystiefel mit hohen Absätzen, eine weite, bequeme Baumwollhose und ein blaues Halstuch. Das Fliegen hatte er schon vor dem Vietnamkrieg gelernt. Da war er noch ein überzeugter Soldat. Er erhielt drei Auszeichnungen, darunter das Purple Heart. Der Krieg änderte ihn. Als Luftwaffenoffizier begann er, den Krieg zu bekämpfen. Vor zwei Jahren hatte er mir anvertraut, wie Soldaten und Offiziere Teile ihrer Löhnung zusammenlegten, eine Prämie finanzieren zu können, die demjenigen ausbezahlt wurde, der besonders unbeliebte Offiziere umlegte.
 »*Fragging* nannten wir das«, hatte er versonnen lä-

chelnd gesagt, »die Zeltklappe hoch, die Handgranate scharfmachen – und rein damit!«
Fliegen aber blieb seine Leidenschaft, und so gründete er mit der Abfindung nach seiner ehrenhaften Entlassung aus der Luftwaffe eine kleine Fluggesellschaft. Er und sein Kompagnon, ehemaliger Offizier wie er, kauften schrottreife, alte, zuverlässige Flieger zu Spottpreisen auf den Flugzeugfriedhöfen Floridas und Kaliforniens, Kakerlakenecken genannt, und bauten sie komplett auf. Inzwischen besaßen sie ein halbes Dutzend der alten Douglas DC 3 Transportmaschinen, die den Namen Dakota oder den Spitznamen Albatros tragen und wie ein Land Rover oder ein VW-Käfer nicht umzubringen sind, und zwei Wasserflugzeuge vom Typ PBY-5 Catalina.
Von all den Jobs, die er bekam, machte ihm der Schmuggel von Ganja am meisten Spaß. Wie oft hatten wir seine Kunst bewundern können, mit Cessnas oder Pipers auf kleinsten, unebenen Rollbahnen im tiefsten Busch in den Bergen Westmorelands, St. Elizabeths, Manchesters und St. Anns zu landen und zu starten! Unser schönstes Meisterstück war seine Landung mit einer DC 3 auf einer der Zugangsstraßen zu Kingstons Schlafstädten im Westen der Stadt, die wir, als Polizisten getarnt, gesperrt hatten. Noch nie haben Jamaikaner Polizisten so schnell arbeiten sehen! Und als die echten Polizisten in diversen Streifenwagen mit Blaulicht und Sirene den Tatort erreichten, waren ihre *Kollegen* wie vom Erdboden verschluckt. Bis heute hat das Rätselraten nicht aufgehört, ob jene nun doch *echte Polizisten* oder verkleidete Schmuggler gewesen waren. Wegen des erstaunlichen Arbeitstempos tippten die Kenner auf letzteres.
»Mann,« sagte Riley nach einer Weile, »das ist der beste Stoff seit Jahren.«
»Wenn die fucking Regierungen, die am meisten fukking Tricks benutzen, Pot auszurotten, müssen wir uns

eben der fucking Tricks der am meisten fucking Regierungen bedienen«, grinste er. »Eine Doublette, Mann. Das Original steht in Fort Lauderdale herum ...«
Die Catalina war in den Farben der US-amerikanischen Küstenwache gestrichen. Aufschriften und Papiere waren hervorragende Fälschungen eines Fliegers vom gleichen Typ in Florida, der zur Drogenfahndung eingesetzt wurde. Riley war noch nie erwischt worden, weder bei seinem Krieg gegen den Krieg in Vietnam, noch bei seiner Friedensmission beim Transport des friedlich machenden Krautes. Meiner Meinung nach ist er der beste Pilot in der Branche. Wenn er flog, dann direkt über dem Wasser, unterhalb der Radarstrahlen. Ein spezieller Höhenmesser, den er zusätzlich eingebaut hatte, und eine von ihm verbesserte Flugautomatik garantiert einen geruhsamen Flug über dem Meer. Und er würde nicht Florida ansteuern. Das war gewiß. Dort ist die Flug- und Küstenüberwachung eine der strengsten der Welt. Aber es gibt ja noch andere Bundesstaaten, Louisiana und Texas zum Beispiel, Heimstätten von Unmengen übelster Rednecks, die Schwarze abgrundtief hassen, aber in ihren lichten Momenten Schwarzer Markenware wie unserer nicht widerstehen können und gut für sie bezahlen. Unsere Partner in den Vereinigten Staaten waren seriöse Geschäftsleute, die Sensimillia noch mehr schätzen als den Profit, den es abwirft.
Ich erzählte Riley von der Radarstation unweit des Leuchtturms bei Lovers' Leap. Er versuchte, auf den Boden zu spucken, und fluchte.
»Habe direkt Lust, die zu bombardieren«, sagte er nach einer Weile. »Diese Mutterficker! ... Ach, übrigens, seid ihr am Kauf von ein paar Stinger-Raketen interessiert?«.
»Von was?« fragte ich entgeistert.
»Der Traum jeder Guerilla«, erklärte er. »Ein bißchen über vier Fuß lang, wiegt nur zweiundzwanzig

Pfund. Mit der hast du sehr, sehr gute Chancen gegen Hubschrauber und Flugzeuge. Es wurden über fünfzigtausend für die US-Army produziert, und die CIA hat Tausende an alle möglichen,« er lachte kurz und höhnisch, »Freiheitskämpfer verschoben und verschenkt. Mußten nur genügend antikommunistisch sein. So Schlächter wie die von der UNITA in Angola, die Heroin- und Islamköppe in Afghanistan, die Verbrecher von der RENAMO in Mosambik und so weiter. Ich könnte euch welche aus Costa Rica oder Honduras besorgen. War vor kurzem geschäftlich dort.« Er nannte einen Spottpreis. »Die Contras sind arbeitslos geworden, und von den Waffen, die nach den Friedensverhandlungen verschrottet werden sollten, sind noch Tausende auf dem Schwarzmarkt in Mittelamerika. Ich glaube, die Zapatistas in Chiapas, Mexiko, haben sich auch dort versorgt. Nun laufen überall hysterische CIA-Typen rum und ... versuchen, sie zurückzukaufen. Die Stingers sind dazu gemacht, zu treffen und zu töten. Viele befinden sich jetzt in den Händen der Kokainkartelle in Kolumbien, im Iran, in der kroatischen Armee und der IRA. Selbst ein winziges Ländchen wie Quatar hat welche auf dem schwarzen Markt erworben, und in Tadshikistan holten islamische Rebellen russische Bomber damit vom Himmel. Ich könnte knapp ein Dutzend in Limón, Costa Rica, kriegen. Wurden mir angeboten wie saures Bier.«

»Und warum verkloppen die ehemaligen Contras und ihre Freunde sie nicht an die CIA? Die zahlt doch bei weitem mehr!«

»Die Jungs haben auch ihren Stolz«, klärte Riley mich auf und baute sich einen neuen Spliff.« Kloppen sich da Jahre mit den Sandinisten rum – aus den Killern von Somozas Nationalgarde wurden durch Heiligsprechung á la Washington Freiheitskämpfer und Demokraten –, dann kommen ihre Kumpel an die Regierung und dann stellt sich raus, weder die

Contrasöldner noch die Sandinisten haben irgend etwas von den alten Metzeleien ...«
Wir blickten hoch. Billy Chang und Prento näherten sich uns langsam, im Gespräch vertieft. Billys Männer fuhren den letzten Lastkraftwagen, dessen kostbare Fracht sie im Rumpf des Wasserflugzeuges verstaut und gesichert hatten, in den Schatten der Bäume zurück. Ich stand auf.
»Prento«, wandte ich mich an meinen besten und ältesten Freund, »was meinst du, sollen wir ein knappes Dutzend Stinger-Raketen kaufen?«
»Was?« erwiderte er entgeistert.
Riley jr. wiederholte seine Geschichte.
»Ihr seid wohl völlig verrückt geworden, was?« Prento schüttelte den Kopf. Sein schwarzes, breites Gesicht und die Körperhaltung drückten Ablehnung aus.
»Wieviel nimmst du?« wandte Billy sich an mich. Er lächelte fein.
»Fünf«, erwiderte ich.
»In Ordnung, dann nehme ich die restlichen sechs.« Billy brauchte nie lange, sich die Vorteile eines Geschäfts klarzumachen.
Ich kletterte in meinen Landrover und öffnete den Koffer wieder.
»Bestehen die auf Dollars oder dürfen's auch Deutschmarks oder Schweizer Franken sein?« fragte ich, den Kopf aus dem Fenster schiebend.
»Marks und Franks nehmen die sogar lieber. Der Dollar sackt überall in naher Zukunft. Nur Idioten wie ich lassen sich noch in Greenbacks auszahlen. Aber dafür fall ich dann zu Hause im Supermarkt und in der Bank nicht auf.« Riley stand auf und machte ein paar Rumpfbeugen. »Na, dann wollen wir mal«, sagte er abschließend, umarmte Bill und Prento und ging um den Rover herum, ich sprang hinaus. Wir umarmten uns. Ich überreichte ihm die Anzahlung für die elf Raketen.

»Ihr habt wohl die Pisse einer verrückten Katze getrunken«, meinte Prento.

»Prento«, wandte ich mich an ihn, »wir kommen gerade aus dem Maroon-Gebiet. Warum waren die wohl freie Menschen, he? Mein Ururgroßvater war Sklave. Er hatte keine Waffen. Mein Urururgroßvater war Sklave. Er hatte keine Waffen. Aber der Vater meines Urururgroßvaters war ein freier Mann und reich. Er hatte gute Waffen. Und ich will frei bleiben und in angenehmem Wohlstand, wenn auch nicht richtig reich, leben. Also brauche ich gute Waffen. Wenn es geht, die besten, die es gibt. Und die zu erhalten, ist uns unser alter Freund hier behilflich. Was kann denn daran verwerflich sein?«

We gotta live some life
Before we're old,
We gotta live some life
Before we're cold.
Dennis Brown

24

Am Nebentisch spielten sie auch Domino. Aber der Lärm von dort glich dem einer Nahkampfdiele. Die vier Männer verspotteten einander lautstark, fluchten bei nahezu jedem Zug, tranken ständig aus ihren Bierflaschen und Rumgläsern, bedrohten Partner und Gegner und knallten bei jeden Zug die Dominosteine auf die Tischplatte, daß die anderen auf und ab tanzten, durcheinandergerieten und ständig neu auf Linie gebracht werden mußten. Sie machten den Eindruck, als würden beide Parteien sich ständig an den Hals gehen. Die Kiebitze um den Tisch herum enthielten sich wohlweislich jeden Kommentars.
Billy hielt einen Stein in der geballten Rechten über dem Kopf. »Spiel schon, Mann, *to rahtid*!« forderte er Orell auf.
Der warf den Kopf hoch und lugte grinsend in seine gekrümmte Handfläche, in der sich zwischen Ballen und Fingerspitzen zwei Steine befanden. Sein Partner wußte, daß es jetzt darauf ankam, daß Orell richtig ausspielte, damit er seinen letzten Stein auf den Tisch werfen konnte, denn Billy und Bulkie prahlten damit, auch nur noch einen zu haben und damit ihre Opponenten zu Boden zu schmettern. Alle Augen richteten sich auf Orell. Er war derjenige, der das Spiel für seinen Partner machen oder zumindest für die Gegner blockieren würde. Er hielt die Kinnbacken fest geschlossen und mahlte mit den Zähnen. Er ließ sich bewußt Zeit.
 »*Bumbo-Claat*, nun mach schon hin, Mann, zeig

ihnen den Hammer in der Hose!« brüllte sein Partner.
Orell wiegte den Schädel, lutschte an den oberen Schneidezähnen, griff abwesend zur Red-Stripe-Flasche, bog den Kopf nach hinten, setzte sie an die Lippen, nahm einen kräftigen Schluck, setzte die Flasche ab, wischte sich mit dem rechten Handrücken Schaum vom Mund und hatte die ganze Zeit über seinen Blick nicht von den Steinen gelassen.
Bulkies Gesicht zeigte die innere Spannung. Die Zigarette in seinem linken Mundwinkel verglühte, Asche fiel ihm auf das Hemd. »He, he«, machte er, »wenn du die Hand in des Löwen Rachen legst, mußt du dir Zeit lassen, sie rauszuholen …«
»Komm, komm«, röhrte Billy. »Egal, was du machst, ihr seid jetzt schon verreckt und hinüber!«
Orell blickte wie unschuldig auf und legte die linke Faust, in der die Steine nun versteckt lagen, betont langsam auf die Tischplatte.
»Billy«, meinte er bedächtig, »du magst der reichste und fetteste Hurensohn im Umkreis von zehn Meilen sein, aber diese Serie gewinnen wir. Die nächste auch. Und die übernächste auch. Sechs zu null wolltet ihr uns schlagen, und jetzt steht es schon drei zu zwei für uns. Ihr Chinesen mögt beim Drop-Pan jeden Schwarzen über den Tisch ziehen und alle Pferderennen manipulieren, aber von Domino habt ihr keine Ahnung.«
»Spiel aus, *Rass*, komm, spiel aus! Du schwatzt zuviel, Mann«, schrie Billy Chang. Er stürzte sein Glas mit fast unverdünntem Overproof Rum herunter.
»Hm«, machte Orell leise. »Hm. Spiel ich den aus, gewinnt Bulkie. Spiel ich den aus, gewinnt mein Partner. Was mach ich nur?«
Bulkie spuckte die kaltgewordene Kippe aus und lehnte sich nach vorne.
»Ich schlag dir gleich den verhurten Schädel ein, Kerl!« schrie er.
Orell blickte Billy starr an.

»Siehst du, Mr. Chang, jetzt weißt du, in was für einer Lage ich stecke. Dein Gorilla hier bedroht mich. Und da soll einer noch den Mut aufbringen zu gewinnen? Ne, ne, ein Feigling behält seine heilen Knochen. Das hier ist doch nur Domino!«
»Spiel aus, Junge, Jesus-am-Kreuz-nochmal! Kein Mensch bedroht dich,« zischte Billy. »Spiel nur aus. Wirst schon sehen, wer gewinnt.«
Orell wandte den Kopf und sich an mich: »Ruffneck, kann ich es mir leisten, diesen versoffenen Chineyman und seinen Gorilla zu schlagen, oder gerate ich dann unter die Hufe von Sauriern?«
»Aber ja«, rief ich zurück. »Zeig ihm, daß die Männer aus dem Osten von Domino mehr verstehen als die Landpomeranzen und *Butoos* von hier. Mach ihn alle! Bring ihn um! Zeig ihm, wer der Don ist!«
»Nun gut«, erwiderte Orell bescheiden und leise. Er ergriff einen der beiden Steine, pickte ihn langsam mit Daumen und vier Fingern auf, führte die Hand hoch über den Kopf und knallte den Stein auf den Tisch.
»Doppelvier!«
Auf einmal war es am Nebentisch still. Billy blickte Bulkie an. Bulkie blickte Billy an. Keiner von ihnen zuckte mit der Wimper.
»Dein Spiel, Partner« seufzte Bulkie nach einer langen Pause. Er sah Orells Partner dabei nicht an. Der warf seinen letzten Stein gelassen und leise auf die Tischplatte.
»Vier zu zwei«, sagte er sanft.
»Sag mal, Ruffie«, schimpfte Valerie, »wo spielst du eigentlich, hier oder drüben?«
Sorgsam legte sie ihren Sechs-Einser an die Doppelsechs.
»Prento!« rief Billy Chang halbleise.
»Hm«, machte der.
»Ich lasse es drauf ankommen.«
 »Auf was?«

»Ich habe es mir überlegt.«
»Was?«
»Na, was ich mit ihm mache. Ich sag mir jetzt: Ich überlasse es ihm, was ich mit ihm mache.«
Prento blickte auf: »Du meinst, du machst es von seinem Verhalten abhängig?«
»Genau«, rief Billy.
»Gut«, murmelte Prento und legte ganz ruhig seinen Stein an der Eins an. Ich paßte. Latoya war dran. Sie blickte in ihre linke Handfläche, dann auf die Steine auf der Tischplatte. Sie bewegte die Lippen: Sie zählte genau durch, welche Kombinationen noch aus dem Spiel waren und stellte eine Wahrscheinlichkeitsrechnung an. Gute Dominopartner teilen sich ohne Worte und indirekt mit, was sie von ihrem Partner erwarten.
Ich blickte sie abwesend von der Seite her an: Sie glich ihrer Cousine Donna, meiner Babymother und Ex-Sekretärin, sehr. Und ihre Leben wiesen riesige Parallelen auf. Sie kam aus dem tiefsten Busch in Trelawny – genau gesagt, aus dem Bezirk Look Behind –, sie war wie jene zunächst von ihrer Mutter und später, als diese, um Geld zu verdienen, nach Kingston gezogen war, von der Tante großgezogen worden. Wie jene hatte sie die Primary School besucht, darauf dieselbe High School. Dann hatte das Geld nicht gereicht für das College oder die University of the West Indies; und die Abiturnoten nicht ganz, ein Stipendium einer Sponsorenfirma zu erhalten. So hatten beide einen einjährigen Kurs in der Ausbildung zur Sekretärin durchlaufen.
Kaum in der Stadt angekommen, änderten sich Dialekt und Jargon; und mit dem Sich-Zulegen der großen Fresse der typischen Hauptstädterin ging die Vorliebe zum Tragen der schrillen Dancehall-Mode einher.
Unterhalb von Latoyas Augenbrauenlinie war das Haar kurz geschoren und naturkraus, darüber che-

misch geglättet, zum Bubikopf frisiert und zur Hälfte golden getönt. Im Nasenflügel der kleine Diamant, an den Ohren Kreolringe; die linke Hand zierten falsche, enorm lange, blutrot lackierte Fingernägel. Ein rotes, nabelfreies Leibchen bedeckte Brust und Oberarme, die Schultern freilassend, ein schwarzer Schlauchmini das Becken, und für die roten Lacklederschuhe mit Stilettabsätzen müßte sie eigentlich einen Waffenschein beantragen. Militant wirkten auch die Schlagringe an beiden Händen: Modeschmuckringe mit großen Steinen an den Knöcheln aller Finger.

Latoya war – wie ihre Cousine – extrem fleißig, verschwiegen, blitzhell und effizient im Beruf. Privat war sie naiv und romantisch: In Prento hatte sie ihren *Prince Charming* gefunden, einen verheirateten Mann, der fast doppelt so alt war wie sie.

Und eines Tages, da war ich mir sicher, würde sie die Pille absetzen, um schwanger zu werden, und zurück in den tiefsten Busch Trelawnys ziehen, dort das Kind zur Welt zu bringen und ihm so lange wie möglich die Brust zu geben, derweil eine ihrer Schwestern oder Cousinen, ebenso gut ausgebildet, von der Mutter erzogen, von der Mutter finanziert, von der Mutter auf Ehrgeiz und Zuverlässigkeit gebracht, in die Stadt zog ...

Ich sah diesen endlosen Treck dieser jungen Frauen in die Stadt, aus der Stadt heraus, wieder in die Stadt vor mir, und jede war für mich Donna oder Latoya, und hinter ihr die einzige Großmacht, die von Jamaikanern anerkannt wird: die Mutter oder die Tante oder die Oma oder jene entfernte Verwandte, die so viele Kinder, die nicht ihre eigenen sind, großzieht, daß sie stets *Auntie* genannt wird.

»Träumst du?« fragte Valerie, mich spöttisch und amüsiert ansehend.

»Ja«, antwortete ich.

»Und wovon?«

»Hast du den Artikel auf der Titelseite der Zeitung gelesen?«
»Noch nicht, worum ging es da?«
»Ein gewisser Carl *Blizzard* Blake ist unweit von Spanish Town, auf der Straße nach Sligoville hoch, in einem großen, geparkten Mercedes tot aufgefunden worden.«
»Blake?« Prentos Augen waren groß und rund. Er strich sich mit dem rechten Handrücken über das Kinn. »Der von *Safe & Sound*?«
»Genau.«
»Dann hast du die Wette gewonnen, verdammt nochmal!«
»Genau. Es war damals abzusehen, daß einer der beiden Geschäftsführer früher oder später den Löffel abgeben würde, und zwar nicht freiwillig. Die Vergangenheit holt jeden einmal ein.«
Vor zweiunddreiviertel Jahren hatten wir mit diesen Politkriminellen, die es zu seriösen Geschäftsleuten in der Sicherheitsbranche gebracht hatten, zu tun gehabt; und ich glaube noch immer, nur die Tatsache, daß sie wußten, daß ich nicht nur etwas über sie wußte, sondern dies Wissen auch im Safe eines guten Anwalts deponiert hatte, bewahrte mich davor, ebenso wie *Blizzard* ausgeblasen zu werden.
»Dich holt jetzt die Zukunft ein«, spottete Valerie. Sie legte vorsichtig ihren Stein an die Dominokette. »Blockiert! Ich habe neun Augen. Wer hat weniger?«
Latoya hatte. Ich glaube, wenn sie mit Valerie gegen Prento und mich spielte, sähe es schlecht für uns Männer aus. Ich bin ein lausiger Dominospieler. Das war auch der Grund dafür, daß Prento auf gemischtem Doppel bestand.
Weihnachtszeit. Zeit der Narren. Zeit des Amüsements. Zeit der Spiele. Heute abend würde es unsere Frauen wieder zum unvermeidlichen Bingo ziehen, und selbst Prento schien der Anziehungskraft des oberen Stockwerks eines gewissen, guterhaltenen Hauses in Falmouth nicht widerstehen zu können.

»Und du«, hatte Valerie gemahnt, »machst dich mal langsam auf, Donna zum zweiten Wunschkind zu verhelfen!«
Was konnte ich da tun? Gehorchen natürlich. Aber nicht gleich und direkt: Der kürzeste Weg zwischen zwei Punkten ist bekanntlich nicht die Gerade, sondern der gekrümmte, sich schlängelnde Umweg. Mein Widerstand gegen die Diktatur des Matriarchats würde Valerie gefallen. In ein paar Monaten. Oder genauer gesagt: einem Dreivierteljahr.
Du kannst ein Pferd zur Tränke führen, es aber nicht zwingen zu saufen. Was Valerie nicht ahnen konnte: Zwei Tränken sind besser als eine. Und? »Better two than too many«, wie der Familienplanungsverband so schön wirbt.

The more you get it
The more you want it.
Gregory Isaacs

25

Vor seinem Haus in Albert Town schilderte Rass Lick mir den Weg genau und machte eine kleine Skizze. Die *Tränken* befanden sich nur wenige Meilen Luftlinie voneinander entfernt.
Ich drehte die Boxen auf volle Lautstärke und sang Gregory Isaacs alte Lieder mit. In jenem Ort, in dem alle Straßen enden, parkte ich den – nun wieder hellblauen – Landrover vor dem Haus des District Constables, nahm die Reisetasche aus dem Wagen, holte ein Frotteehandtuch raus, rollte es zusammen, legte die Rolle spiralenförmig auf meinen Kopf und balancierte die Reisetasche darauf. Die Machete in der Rechten machte ich mich an den Aufstieg.
Es war heiß. Ich schwitzte. Den Gipfel des Berges vor mir ließ ich rechts liegen, und nach anderthalb Stunden Fußmarsch traf ich, wie von Rass Lick beschrieben, auf zwei Felsbrocken, die aneinander lehnten und eine Art Tunnel formten. Ich sah mich gründlich um. Ich erblickte niemanden.
Plötzlich stand er vor mir, lächelte mich breit an, nachdem er das Laubwerk, das unter dem schwarzen Barett sein Gesicht tarnte, entfent hatte, und wurde wieder ernst: Rass Licks kleiner Bruder, etwa elf Jahre alt, mit Locks, die bis zur Hälfte des Rückens reichten, ein Nachfahre der Maroons. Selbst ein Maroon. Ein Rastamaroon.
Er nahm mich bei der Hand. Wir schritten um den Felsbrocken herum. Er ließ meine Hand los. Wir kletterten einen steilen Abhang hoch. Ein Pfad war

nicht auszumachen. Auf dem Gipfel des Hügels bot sich ein traumhafter Ausblick. Vor uns wiegten sich die Rispen blühenden Zuckerrohrs im Winde, die wir in Portland Flaggen nennen, die Bauern hier dagegen Pfeile, fünfzig Fuß tiefer die riesigen Blätter von Bananenstauden. Jenseits des Tales erstreckte sich ein langer Hügelrücken in sattem Grün, gesprenkelt, hier und da, mit dem leuchtenden Rot der Blüten des Afrikanischen Tulpenbaums. Dort, wo dieser Hügel sich zum Tal senkte, gab er den Blick auf den entfernter liegenden Hügelrücken frei: Das satte Grün verwandelte sich in ein dunkles Grünblau, und den Horizont bildete eine Bergkette in lichtem Blau; der Himmel einen Stich zarter, die schweren Wolkenbänke trieben tief und sehr langsam. Wo immer die Sonne durchkam, bildeten sich neue Farbkombinationen von Grün und Blau.
Und die Ruhe. Und das Wissen, daß in den Tälern dieses Kalksteinplateaus riesige Höhlen, unterirdische Passagen, tiefe Löcher und malerische Canyons verborgen sind. Bäche verlaufen zum Teil oberirdisch, schießen dann in ein Bodenloch, treten völlig woanders wieder hervor. Dieses mit üppigem Grün überzogene Cockpit Country war so das ideale Terrain für die Maroons, die den Briten über achtzig Jahre hinweg einen erfolgreichen Guerillakrieg boten.
In jenen Tagen war es möglich, mit wenigen Männern den Zugang zu einem tief gekerbten Tal, das Wasser und Nahrung bot, gegen die Übermacht der Rotröcke zu verteidigen. Sollte es jenen gelingen, Kanonen und Mörser zur Beschießung dieses Maroonstützpunktes durch das unwegsame Land zu transportieren, hatte der Feind sich in Luft aufgelöst: Von oben nicht einsehbare Passagen und Tunnel führten ins nächste Tal ...
Rass Licks Bruder machte sich an den Abstieg. Noch bevor wir den Bananenhain erreichten, bog er scharf

links ab und geleitete mich durch Felsbrocken hindurch, die aussahen, als habe hier ein Geschlecht von Riesen mit Würfeln gespielt, zu einer Holzhütte. Sie befand sich auf drei Seiten von Felsen geschützt, großartig getarnt, in einer kleinen, luftigen Senke. Zu ihr zu gelangen, durchquerten wir ein trockenes Bachbett.

»Da sind sie«, sagte der Junge nur. Er lachte wieder kurz auf.

»Denk bloß nicht, ich weiß nicht, warum du kommst...« Wieder blitzten die schön geformten weißen Zähne in seinem schmalen, gut geschnittenen, dunkelbraunen Gesicht auf, dem die Locks in der Tat etwas Kriegerisches und Löwenhaftes gaben.

»Viel Glück, ... Schwager!«

Er kicherte, riß Laubwerk von einem Busch neben sich, befestigte es unter seinem Barett und verschwand lautlos.

Das Innere der Hütte war geräumiger, als es von außen den Anschein hatte. Sie bestand aus zwei Stuben, die durch eine nur knapp sieben Fuß hohe Bretterwand getrennt waren. Große Fenster, die nachts durch Läden verschlossen werden konnten, die breite Tür und die nur zu drei Vierteln hochgezogene Verkleidung der Außenwände sorgten für viel Licht und Luft. Ständig wehte der Passat durch sie hindurch. Das war auch notwendig: Der Geruch der Harzklumpen und Blattspitzen von Sensimillia war geradezu berauschend.

Hier befand sich also Rass Licks kleine Manufaktur, in der weibliche Pflanzen gezupft, getrocknet, gereinigt und gepreßt wurden. Hier arbeiteten zur Zeit drei junge Rastafrauen in der gewerbsmäßigen Herstellung von Marihuana, Reefer, Gras, Bhang, Stoff, Pot, Kif, Ganja, Kraut, Unkraut, Heilkraut – Sensimillia.

Drei Gesichter wandten sich mir zu. Zwei lächelten, ein Gesicht strahlte. Mir war auf einmal schwer ums

Herz. Und das kam nicht vom betäubenden Duft des Ganja.

»Einen wunderschönen Nachmittag wünsche ich Ihnen, meine Damen«, sagte ich und verbeugte mich förmlich. »Wenn Ganja endlich legalisiert ist und wir unseren – mit einem zugkräftigen Markennamen versehenen – Stoff in fertige Spliffs gerollt, zehn in einer grün-gold-roten Schachtel, international vermarkten, wird es in der Werbung in Funk und Fernsehen heißen: Gezupft auf den zarten Schenkeln schwarzer Schönheiten aus Jamaika!«

Die drei Frauen schüttelten sich vor Lachen.

»Yuh nah easy«, sagte Charmaine nach einer Weile errötend.

»Oh doch«, widersprach ich. Die drei senkten den Kopf und fuhren mit ihrer Arbeit fort. Ich lehnte mich gegen den Türpfosten, rauchte einen kleinen Spliff und beobachtete Charmaine unter gesenkten Wimpern. Neben dem süßen Duft des Krautes füllte eine angenehme Spannung den Raum. Das wurde Charmaines Schwestern schnell bewußt. Sie standen auf, reinigten ihre Kleider und Arbeitsplätze, zwinkerten Charmaine zu, lachten mich hell an und verschwanden.

Es war sehr still.

Rund um die Hütte sangen einige kleine Vögel, Grillen machten ihre stete Musik. Ich war wie benommen. Und das war nicht das Ganja.

Charmaine stand auf, schüttelte den Kleiderschoß aus, wischte sich die Hände an den Hüften ab und kam auf mich zu.

»Ich wußte, daß du kommen wirst.«

Ich nahm sie bei den Schultern und blickte ihr lange in die Augen.

»Du bist bereit?«

»Ja.«

Sie nahm mich bei der Hand. Wir gingen in die andere Stube. In ihr befanden sich ein breites Bett,

zwei Hängematten und einige Nägel in der Wand für Kleidungsstücke. Sonst gab es keine Möbel.
Ich zog Charmaine langsam aus und trat zurück, um sie besser betrachten zu können.
»Siehe, meine Freundin, du bist schön«, rezitierte ich. »Siehe, schön bist du. Deine Augen sind wie Taubenaugen hinter deinem Schleier. Dein Haar ist wie eine Herde Ziegen, die herabsteigen vom Gebirge Gilead.«
Sie lachte laut auf, trat auf mich zu und entkleidete mich.
»Ich bin braun, aber gar lieblich, ihr Töchter Jerusalems«, sie kannte ihre Bibel besser als ich: Jeden Tag las sie ein Kapitel aus ihr. »Mein Freund ist mir eine Traube von Zyperblumen in den Weingärten ...«
»Siehe, meine Freundin, du bist schön; schön bist du ...«
»Siehe mein Freund, du bist schön und lieblich. Unser Lager ist ...«, sie brach ab und schritt zum breiten Bett, »unser Lager ist rosa und weiß gestreift.«
Eine winzige Falte entstand zwischen ihren Brauen. Sie legte sich auf das Bett und ließ den Blick nicht von mir.
»Tu mir nicht weh«, bat sie leise und ernst. »Es ist das erste Mal.«
O Gott, dachte ich und spürte, wie die Spannung aus meinem Geschlecht wich. Ich schämte mich. Ich freute mich. Ich stieß einen wilden Schrei aus und sprang zum Bett.
»Rück etwas höher nach oben«, bat ich sie leise und betrachtete sie. »Meine Schwester, liebe Braut, du bist ein verschlossener Garten, eine verschlossene Quelle, ein versiegelter Born.« Sie lag schließlich diagonal auf dem Bett, die Locks baumelten über den Rand der Lagerstätte und breiteten sich auf dem Boden aus.
»So?« fragte sie ängstlich und fuhr tapfer fort: »Wende deine Augen von mir; denn sie verwirren mich.«

Ich kniete zwischen ihren Beinen, schob meine Armbeugen unter ihre Kniekehlen und küßte mich die Schenkel hoch.
»Die Rundung deiner Hüfte ist wie ein Halsgeschmeide, das des Meisters Hand gemacht hat«, flüsterte ich nach einer Weile atemlos. »Dein Schoß ist wie ein runder Becher, dem nimmer Getränk mangelt.«
Ich ließ mir viel, sehr viel Zeit; und als sie den Kopf auf dem Kissen immer schneller hin und her warf, ihre Augen mit dem Unterarm bedeckte, sie dann schloß und sich in den Handrücken biß, leiser zu stöhnen und zu flehen; erst als das erste große Vibrieren langsam auslief, warf ich mich auf den Rücken, nahm sie um die Taille, richtete sie auf; sie blickte wie betäubt an sich hinunter, lachte kurz auf, nahm meinen Schwanz in die Hand und führte seine Spitze vorsichtig in den Leib. Langsam begann sie, mit dem Becken zu rotieren. Was getan werden mußte, wußte sie schon als kleines Kind: Unsere Tänze hatten es sie gelehrt.
Wir ließen uns sehr, sehr viel Zeit, tranken zwischendurch, rauchten einen Spliff zwischendurch, und der Schlaf später war tief und fest.
Ich wachte auf. Ich atmete tief durch. Es roch gut. Der Duft geschmorten Gemüses in Kokosmilch zog von außen her durch die Fenster. Der Platz auf dem Bett neben mir war leer.
»Sie steht vor Tage auf und gibt Speise ihrem Hause«, gab ich leise Salomo wieder. »Wem eine tüchtige Frau beschert ist, die ist viel edler als die köstlichsten Perlen.«
Ich stand auf, ging nackt zur Regentonne und schöpfte mit einem Plastikkrug Wasser daraus in eine Emailleschüssel. Ich wusch mich gründlich von Kopf bis Fuß. In meinem Schamhaar war noch etwas von ihrem Blut. Sie hatte nur wenig geblutet. Ich hatte Hunger. Aber noch mehr hatte ich Hunger auf

Charmaine. (»Was man getan hat eben, das tut man hernach wieder.«)
Ich schlang das Handtuch um die Hüften und ging zur Außenküche. Charmaine blickte mich fragend an und küßte mich auf die Wange. Ich nahm den schweren Holländertopf vom Feuer und sie bei der Hand. »Du mußt noch viel lernen, meine Schöne«, spottete ich. »Stehst einfach so auf und beginnst dein Tagewerk so schnöde, ts, ts! Weißt du denn nicht: Am Morgen ein Joint, und der Tag ist dein Freund; drauf einen langen Fick, und du lebst im Glück.«
Kichernd versetzte sie mir einen leichten Klapps auf die Wange. »Wüstling!«
»Ih, ih«, machte ich und brachte sie zum Bett. »Du bist nicht meine Schwester. Du bist meine Frau.«
Als die Sonne hoch stand, fand sich schon wieder Blut in meinem Schamhaar. Charmaine schien entsetzt zu sein: Nach den Regeln ihrer Religion war sie nun *unrein*. So mußte sie das gemeinsame Schlafgemach verlassen und durfte auch nicht mehr kochen. Ich wärmte das Frühstück auf und zählte an den Fingern: In genau zwölf Tagen würde ich wieder hier sein, und fünf Tage lang würde ich sie nicht aus dem Bett lassen.
Als ich es ihr sagte, erwiderte sie nichts und wurde nur verlegen.
»Und dann, Charmaine: Ich beschwöre euch, ihr Töchter Jerusalems, daß ihr die Liebe nicht aufweckt und nicht stört, bis es ihr selbst gefällt.«
Sie sah mich fest an.
»Ja«, sagte sie nachdrücklich. »Ja.«
Als ich um Mittag herum den Rückweg antrat, unterbrach sie ihre Psalter und Hymnen und Volkslieder, die sie die ganze Zeit über bei der Arbeit gesungen hatte, küßte mich fest auf den Mund, schubste mich etwas zurück, legte meinen Hinterkopf in ihre Hand am ausgestreckten Arm und zitierte ernst: »Ich bin eine Mauer und meine Brüste sind wie Türme. Da bin

ich geworden in seinen Augen wie eine, die Frieden findet. Jah-Love, Ruffie. In vierzehn, nein zwölf Tagen sehen wir uns. Küß deine Frauen von ihrer Schwester Charmaine!«

It's good for the flu,
Good for asthma,
Good for tuberculosis,
Even Maroccan thrombosis -
Got to legalize it.
Peter Tosh

26

Billy Chang hatte Henderson für die Nacht des ersten Januar neunzehnhundertfünfundneunzig bestellt. Eine Neumondnacht. Die Nacht, in der Bauern und Waldarbeiter Bambus und Nutzhölzer fällen, weil der Saft in ihnen nicht hochsteigt und daher Wurm- und Parasitenbefall am geringsten ist. Eine Nacht auch, in der in ganz Jamaika Neujahrskracher und -raketen explodieren, obwohl sie strengstens verboten sind: Man könnte ihren Lärm für den von Schußwaffen halten.

Billy Chang hatte Henderson seit dem letzten Treffen ständig beschatten lassen. Er hatte genügend ihm ergebene Mitarbeiter dafür. Aber es stellte sich heraus, daß die Überwachung unnötig war. Henderson hielt sich fast nur in der Villa seiner jetzigen Freundin auf und verbrachte die Feiertage – wie einer der Gärtner Bulkie erzählte – mit viel Sex (wie wir), Ganja (wie wir), Reggae (wie wir), weißem Rum (wie wir), gutem Essen (wie wir) und Kokain (ganz anders als wir). Billy stand mit dreien seiner Männer in Funkverbindung.

Von Montego Bay bis Duncans sind es einunddreißig Meilen. Die Straße ist weitgehend gut. Henderson fuhr einen Trooper. Wir konnten es uns ausrechnen, wann er in etwa die Hügelkuppe erreichte, die Billy und Bulkie mit ihren Nachtsichtgeräten – Made in the USSR – im Auge hatten. Henderson fuhr, von seinen *Breddren* begleitet, um acht Uhr abends in Montego Bay ab.

Er ließ sich Zeit. Längs der Straßen befinden sich viele Bars und Tavernen. In einigen von ihnen saßen Männer, deren Freundschaft und Loyalität Henderson mit Getränken und Coke zu kaufen pflegte. Für die einunddreißig Meilen brauchte er zweieinhalb Stunden. So war er nicht einfach zu beschatten. Ein einziger Wagen, der hinter ihm hertrödelte, wäre aufgefallen. Billy hatte sechs Männer in drei verschiedenen, unauffälligen Autos zur Verfügung. Es stellte sich heraus, daß auch diese Beschattung überflüssig war: Henderson fühlte sich sehr sicher. Die für ihn wichtigsten Bullen waren geschmiert, die Spezialeinheiten aus Kingston anderswo. Nirgends Straßensperren, wie sie vor einigen Jahren noch vor und nach den Weihnachtsfeiertagen – zumindest Trunkenheit am Steuer etwas zu ahnden – üblich waren. Zudem führte er wohl keine Droge mit sich. Einer wie er hat längs der meistbefahrenen Straßen Depots, Orte, wo seine Kleinverteiler operierten, die er dann aufsuchte, seine Kicks zu kriegen. Die brauchte er. Das hatten wir erlebt. Aber er gebrauchte reine Ware, die vom feinsten. Nicht jene, die er von Mitarbeitern seines Rings oft gratis verteilen ließ.
Während wir, im Gebüsch gut versteckt, warteten, dachte ich an die Geschichte vom »Petroleum für die Lampen Chinas«, die ich einmal gehört hatte; und weil man sich die Zeit am besten mit Erzählen vertreibt, gab ich sie zum Besten.
Früher war – und so ist es noch heute – China ein Markt, wie ihn weitsichtige Verkäufer von Waren jeder Art sich erträumten. Ein riesiges Land mit Hunderten von Millionen potentieller Verbraucher, ein Land, das nur einen Kick braucht, Bauern in Arbeiter und beide in Konsumenten zu verwandeln.
Was braucht der Mensch? Unterkunft, Verpflegung, Getränke, Kleidung, Wärme und Licht. Erst einmal … Licht. Millionen von Chinesen benutzten nach Sonnenuntergang Unschlittkerzen, Kerzen aus Talg. Sie

qualmen. Sie stinken. Sie verursachen Kopf-, Bronchien- und Augenschmerzen. Ihre Rußpartikel setzen sich auf Haut und Haar, auf dem Essen und an den Wänden ab. Also?

Es werde Licht!

Und so tauchen in diesen ärmlichen Wohnküchen des Reichs der Mitte freundliche Menschen auf, darauf aus, gute Werke zu tun. Jeden Dank bescheiden ablehnend, überreichen sie den erstaunten und erfreuten Familienvorständen ein Qualitätsprodukt der Freien Welt, eine Petroleumlampe, und führen vor, wie sie funktioniert.

Und es ward Licht!

Da leuchten die Augen, da leuchten hell Lampen in Stuben und Küchen. Sie leuchten eine Woche. Dann ist das Petroleum aufgebraucht. Aber da erinnern sich die Familien an diesen dezent formulierten Hinweis, wo sie welches erhalten können. Im Kaufmannsladen, ganz in der Nähe. Der führt seit kurzem den begehrten Nachschub. Vom Esso-Konzern. Gegen ein geringes Entgelt überall zu haben. Diesem Angebot ist nicht zu widerstehen. Der Fortschritt hat sich Bahn gebrochen. Er tut allen gut, den Bauern, den Augen ihrer Familie, ihrer Haut, ihren Haaren, ihren Nasen und Bronchien, dem Kaufmannsladen und den Umsätzen des großen Menschenfreundes Rockefeller.

Henderson hatte von diesem seine Lektion gelernt.

Der Alltag des durchschnittlichen High-School-Studenten ist öde, langweilig, sinnestötend? Er ist dumpf und dunkel, kennt kaum helle Seiten? Die Zukunft ist – auch bei besten Noten – unsicher und düster? Da muß Licht her. Crack. Die Explosion im Kopf, das High in den Tälern der Hoffnungslosigkeit, die Sonne im Herzen. Geraucht, abgefahren!

Hendersons Mitarbeiter verteilen Crack vor den Eingängen der Schulen. Gratis. Nichts verlangen sie dafür. Sie sind eben anders als jene Nutznießer des

Mangels an freier Schulspeisung, des Mangels von gesundem Essen mit einem Pint Milch in der Mittagspause, all dieser Higgler, die längs des Schulzaunes und am Tor Patties verkaufen und Hot Dogs, Biscuits, Crackers und Käsesnacks – *artificial flavour and colouring* -, Bonbons und Toffees, Lutscher und *Sky-Juice*. Cinderella Rockefellers Meisterschüler lächeln, locken mit gekrümmtem Zeigefinger, flüstern verschwörerisch: »Das Verbotene macht uns erst richtig heiß!« und: »Die wollen euch doch alle verblöden. Opa und Oma benutzen von Kindesbeinen an Ganja. Habt ihr je erlebt, daß es schlecht für sie war? Das hier ist nur besser und moderner. Das ist der Genuß der neunziger Jahre!« und spielen Weihnachtsmann an einem beliebigen Frühlingstag, einem Werktag der Schulen, deren Unterrichtsstoffe, das weiß doch jeder, aufs wahre Leben ebenso vorbereiten wie das Gewäsch der Pfaffen.
Hendersons Mitarbeiter verlangen nichts für ihr Geschenk. Und wer traut da noch dem Sprichwort, wonach etwas, was nichts kostet, auch nichts tauge? Mund auf, Gehirn zu! Durch Nase und Mund ins Vergnügen!
In der dritten Woche gibt es nichts mehr umsonst. Ab dem dritten oder vierten High sind die Schüler abhängig. Die freie Marktwirtschaft funktioniert hervorragend. Wo eine Nachfrage besteht, gibt es ein Angebot. Wo keine Nachfrage besteht, wird sie geschaffen.
Bulkie lacht nicht. Prento sitzt auf einem Stein, den Oberkörper nach vorn gebeugt, und zieht hart an seiner Zigarette. Nervös schaukelt er mit den Beinen und läßt die Knie zusammenprallen. Billy dreht sich kurz zu mir um und hebt das Walkie-Talkie ans Ohr. »Sie sind gleich da«, sagt er mit seltsam hoher und doch gleichmütig klingender Stimme.
Wir schieben die beiden rot-weiß gestrichenen Stahlböcke auf die Hauptstraße und befestigen die Kette

an ihnen, stellen die Böcke weiter auseinander. An der Kette schaukelt ein großes Blechschild im leichten Nachtwind. Es zeigt einen Pfeil, der zu einem ausgefahrenen Pfad in Richtung Meer weist, mit der Aufschrift UMLEITUNG.

If you wanna live
Treat me good!
I'm like a stepping razor
Don't you watch my size:
I'm dangerous.
Peter Tosh

27

An den Rest dieser Nacht erinnere ich mich in einer Mischung aus Faszination und Ekel. Manchmal scheint es, als imitiere das Leben die Kunst, die Wirklichkeit einen Film.

Das Nagelbrett hatte seinen Dienst getan. Beide rechte Reifen hatten einen Platten. Der Trooper war noch etwa dreißig Yards gefahren und dann zum Stehen gekommen. An der Dachtraufe des Wagens hatte Henderson oder einer seiner Männer eine moderne, batteriebetriebene Lampe mit einer Neonröhre geklemmt. Sie warf ein helles, deutlich begrenztes Licht auf die Szenerie, grell dort, wo sich die drei Männer befanden, verschwommener an den Rändern. Hier hatte das Buschwerk längs des Pfades eine Art Lichtung gebildet. Ich vermute, daß dies einmal ein Wendekreis gewesen war.

Wir befanden uns im Schatten, etwa vierundzwanzig Fuß vom Trooper entfernt.

Von der Hauptstraße her näherte sich das Geräusch eines Fahrzeugs. Die drei Männer sahen sich kurz beunruhigt an. Dann hob Henderson, der mit *John Wayne* stand und rauchte, das Kinn, der schlanke, dunkle Kerl mit Ohrring, der sich *Snake* nennen ließ, kniete vor dem rechten Vorderreifen des Troopers und löste die Radmuttern. Henderson murmelte etwas. Dann gingen er und sein bulliger Leibwächter zu einem unweit gelegenen umgefallenen Baumstamm und setzten sich. Der knieende Mann richtete sich auf, spuckte in die Hände und wuchtete den

Kreuzschlüssel nach links. Kreischend löste sich die Radmutter.
Das Licht des sich nähernden Autos fiel von hinten auf die Szene. Ein Motor wurde abgestellt. Das Licht erlosch. Nun wirkte Henderson beunruhigter, flüsterte dem bulligen Browning neben sich etwas ins Ohr und warf seine Zigarettenkippe fort. Der andere schüttelte den Kopf, schürzte die Augen mit der Linken und versuchte die Schatten hinter dem Trooper mit seinem Blick zu durchdringen.
Ich spürte, wie Billy Chang neben mir sich rührte, Bulkie mit dem Knie anstieß und sein M 16 anhob. Fast lautlos setzte der schwarze Riese sich in Bewegung und schlich parallel zum Pfad durch das Unterholz. In der sternenklaren, mondlosen Nacht war er ein schwarzer Schatten in der Finsternis. Dann knackte ein Ast unter seinem Fuß. Henderson und *John Wayne* schraken zusammen und wandten den Kopf. Ihre Oberkörper warfen lange, verzerrte Schatten nach hinten. Ich sah ihre Gesichter im Profil. Die beiden Männer spähten ins Dunkel. In dem nun eine große, starke Taschenlampe aufflammte, deren Kegel sogleich auf ihre Köpfe fiel. Die beiden rissen den linken Arm hoch und verdeckten die Augen mit dem Handrücken.
Ich hatte nicht einmal gespürt, daß Billy aufgestanden war. Ich bemerkte ihn erst, ein massiger Schatten, als er schon etwa zwölf Fuß schräg auf den Trooper zugegangen war; dort, wo der Lichtkreis der Neonlampe am Wagendach diffus wurde, sah ich ihn dann besser. Er trug das Schnellfeuergewehr mit der Mündung nach unten locker in der Rechten, seinen stoffbespannten Klappstuhl in der Linken.
Der schwarze Schlanke mit dem Ohrring ließ den Kreuzschlüssel fallen und richtete sich blitzschnell auf; Hendersons Rechte schoß unter das Jackenrevers, der braune Mann mit dem Eberkinn richtete sich schräg aus seiner Hockstellung auf und nestelte hinter dem Rücken an der Taille.

»Das würde ich an eurer Stelle nicht tun.« Bulkies Stimme klang völlig unbeteiligt. Langsam schritt er ins Licht, den rechten Ellbogen locker auf der Hüfte, die Mündung seiner Uzi zielte auf Hendersons Brust. Er knipste die lange, schwarze Taschenlampe aus und befestigte sie, ruhig auf Henderson zugehend, am Gürtel. Die drei Männer in der Nähe des Troopers wirkten wie gespannte Sehnen. Hätten sie sich einem Revolver oder einer Pistole gegenüber gesehen, sie würden das Risiko eingehen und handeln. Aber sie wußten wohl um die Wirkung einer Garbe aus einer Uzi.

Dann erkannten sie Bulkie. Ihre Schultern entspannten sich. Sie bekamen nicht mit, wie Billy Chang vorsichtig seinen Regiestuhl auf die Erde setzte, dessen festen Stand mit der Linken kontrollierte und sich gemächlich hinsetzte. Nun wies die Mündung seiner Langwaffe im Winkel von etwa fünfundvierzig Grad nach oben. Von hinten wirkte er wie ein Scherenschnitt.

»Ach du, Bulkie«, Hendersons Stimme klang noch höher als sonst. »Mann, hast du uns einen Schrecken eingejagt!«

Seine rechte Hand zog sich langsam von der Brust zurück: Die Waffe steckte noch im Schulterholster. Der bullige Browning neben ihm setzte sich langsam und ostentativ wieder hin. Seine Rechte enthielt keinen Revolver.

»Henderson, du Sohn eines Pavians«, rief Billy Chang spöttisch, »setz deinen Arsch in Bewegung und stell dich neben den kleinen Schwulen da mit dem Ohrring!«

Der schwarze Schlanke mit dem Ohrring, der sich *Snake* nennen ließ, zuckte zusammen und starrte wild in Billys Richtung. Hätte er seine Waffe zur Hand gehabt, er hätte nicht gezögert, sie zu gebrauchen, auch wenn ihn dies das Leben kosten sollte: Ein

 Don aus der Unterstadt läßt sich nie ungestraft einen

Schwulen nennen. Dies ist die schlimmste Beleidigung. Sie war von Billy auch beabsichtigt, denn ebenso spöttisch fuhr er fort: »Und du da, Schweinebacke mit dem Kinn eines kastrierten Ebers, wie-heißt-du-nochmal?, ach ja ...«, Billy lachte leise und entspannt, »küß-meinen-Nacken ...: John W-a-y-n-e. Der hätte dich aus den Stiefeln geschossen, mein Junge, du siehst doch eher aus wie das Oberschwein in George Orwells *Animal Farm* wie-hieß-das-nochmal? Zumba? Longmoud?«
Der Spott war zu dick aufgetragen. Billy war auch nicht nach Spott und Witzen zumute. Sein Tonfall sagte mir, daß er vor Wut und Haß schier explodierte. Ich hatte ihn nur ein einziges Mal so erlebt: Je spöttischer, beschwingter und leichtfüßiger er schien, desto gefährlicher war er. Dies muß Henderson gespürt haben, der sichtlich bleicher geworden war. Er nickte dem Leibwächter neben sich kurz und beruhigend zu. Sie setzten sich in Bewegung und versuchten dabei, alle Sorglosigkeit dieser Welt vorzutäuschen. Nur der schwarze Schlanke mit dem Ohrring setzte Billy den gleichen Haß entgegen.
»Was soll denn das, Billy? Bist du verrückt geworden? Oder was?« Henderson hatte seine Stimme wieder unter Kontrolle. Er stellte sich links neben *Snake*, *John Wayne* blieb rechts von ihm stehen. »Kann nicht sagen, daß ich deine Sorte von Humor zu schätzen weiß«, fuhr der *Schneemann* fort, seinen rhetorischen Fragen den Stachel der Mißachtung zu nehmen.
Prento stieß mich an der Schulter an. Wir bauten uns etwa zehn Fuß von Billys Stühlchen entfernt im Halbdunkel auf. Prento rieb sich das rechte Jochbein. Ich wußte, daß er nervös war, stieß ihn mit dem Ellbogen an und schüttelte leicht den Kopf. Er zuckte mit den Schultern.
»Uns geht das nichts an. Verstanden?« flüsterte ich.
»Lawwwwwd!« seufzte mein Freund.

»He, Billy, schläfst du?« Henderson täuschte Munterkeit vor. Billy hatte in der Tat die Augen geschlossen. Sein Gesicht wirkte sehr friedlich. Die Waffe in seiner Rechten, deren Lauf sich etwas gesenkt hatte, nicht.
Nun hörte ich sie plötzlich, die Lockgesänge der Zikaden, Grillen und pfeifenden Frösche. Wenn nun Männer und Frauen ihrem ungestillten Begehren ebenso Ausdruck verliehen, welch ein Lärm würde die nächtliche Welt erschüttern ...! Eine Fledermaus schoß in den Lichtkreis und verschwand im Zickzack. Ich meinte kurz sogar, die Brandung vom nahen Strand her hören zu können. Aber es war wohl das Blut in meinen Ohren.
Langsam öffnete Billy Chang die Augen. Nun wirkte er sehr müde. Wie oft muß er von dieser Szene geträumt haben. Und dann stellte sie sich als so banal heraus. Hendersons Blick hatte sich die ganze Zeit nicht von Billys Gesicht gelöst. Mehr denn je wirkte der Kokaingroßhändler wie ein verwöhnter, großer, viel zu fett gewordener Junge: Der Porridge enthielt wohl wieder einmal zu wenig Zucker und Vanille, der Tee war zu heiß, die Socken waren ausgeleiert, der Pullover kratzte, der Rasen war nicht gemäht, und die Sonne schien viel zu heiß ...
»Nein, Henderson, ich schlafe nicht. Ganz im Gegenteil. Ich habe aufgehört zu schlafen und zu träumen. Und jetzt erfülle ich mir einen lang gehegten Wunsch, der in meinen – zugegebenermaßen – sehr bösen Träumen entstanden ist ... Eigentlich bist du jetzt schon tot, und ich frage mich im Ernst, warum ich dich nicht einfach über den Haufen knalle und den Geiern oder Haien überlasse ...«
»Du bist wahnsinnig!« schrie Henderson, dem das Blut noch mehr aus dem Gesicht gewichen war und der mürrische Ausdruck der Angst. »Wir haben doch das Treffen ...«, da erst dämmerte es ihm, »ausgemacht«, fuhr er lahm fort. »Ach, das war von vornherein eine Falle, nicht wahr?«

Billy nickte müde.
Der Mann, der sich John Wayne nannte, hechtete zur Seite und griff zum zweiten Male in dieser Nacht hinter dem Rücken zur Taille. Noch ehe er die grasbewachsene Erde des Pfades erreichte, war er ein toter Mann. Bulkie hatte einen kurzen Feuerstoß aus der Uzi abgegeben und ließ selbst dabei, wie es schien, Henderson nicht aus den Augen.
Der schwankte hin und her.
»Mein Gott! Jesus Christus!« flüsterte er dann langsam mit weit aufgerissenen Augen.
Der Schlanke mit dem Obrring wippte auf den Fußballen, hob langsam die Arme und verschränkte die Hände hinter dem Kopf. Abwechselnd blickte er auf Billy, Bulkie, mich und meinen Freund. Es war wieder still. Zikaden und Grillen lärmten in ihrem Bemühen, einen Partner für die Fortpflanzung anzulocken, der feine Gesang der pfeifenden Frösche in den Büschen und niedrigen Bäumen ringsum klang süßer denn je wie der von zierlichen Singvögeln.
»In Ordnung«, sagte Billy Chang nach einer Weile leise und atmete hörbar aus, »du hast wohl ein Anrecht darauf.« Dann schwieg er wieder.
Von der Bucht her näherte sich das Licht von den Scheinwerfern eines Autos. Henderson schob das Kinn etwas höher und legte den Kopf schräg.
»Ih, ih«, machte Billy. »Keine Hoffnung. Zwei meiner Männer.« Henderson ließ die Schultern fallen. Die Scheinwerfer erloschen. Eine Fahrertür wurde zugeschlagen, dann die Beifahrertür. Schritte näherten sich und waren dann nicht mehr zu hören. Henderson wußte wie wir, daß im Dunkel dort zwei weitere Langwaffen auf ihn gerichtet waren.
Ich fragte mich, warum Billy Chang so viele Männer zu Zeugen werden ließ. Er schien sich völlig auf die Loyalität seiner Angestellten und das schuldbeladene Schweigen von Prento und mir zu verlassen. Noch nie hatte ich erlebt, daß ein Boß, dazu ein Chinese, sei-

nen Untergebenen derart vertrauen konnte. Aber dann fielen mir die Gefolgschaften der Politiker beider Parteien in den Revolverschlachten in den siebziger Jahren ein. Und von Billy wußte ich, daß er einer der wenigen war, die sich Freundschaft und Loyalität nicht kauften. Das ist selten geworden. Langsam wandte ich den Kopf und sah Prento von der Seite her an. Ich fürchtete, daß er gespannt und nervös sein mußte und die Prinzipien, die er als *guter Polizist* hatte, ihn zu einer Dummheit treiben könnten. Aber er stand völlig locker da, die Beine etwas gespreizt, und betrachtete die Szene nachdenklich. Zwischen seinen Brauen stand eine winzige Falte. Ich war beruhigt. Uns ging das alles nichts an. Oder wenn, dann um in vielen, vielen Jahren einmal unseren Enkeln etwas erzählen zu können.

»Henderson«, begann Billy Chang leise und eindringlich, »ich mache es kurz. Alle, mit denen ich gesprochen habe, haben mir zugestimmt. Nur die beiden da«, er machte eine leichte Bewegung mit dem Kinn in unsere Richtung und lehnte sich im Stuhl zurück, »hatten ihre Skrupel und haben sie noch immer. Es ginge nicht an«, Billys Stimme wurde lauter, »daß ich Opfer, Nebenkläger, Staatsanwalt, Jury, Richter, Wärter und Henker in einer Person sein könne. Dabei will ich das gar nicht. Es hat sich so ergeben. Es hat sich – bislang jedenfalls – kein anderer gefunden, und so muß ich die Müllabfuhr spielen.«

Henderson rührte sich nicht und starrte Billy nur fasziniert aus weiten Augen an. Er atmete ruhig.

»Du hast Soljie umgebracht, Henderson. Das ist unverzeihlich. Du hast auch zahllose andere umgebracht mit deinem Kokain und Crack, weitere in den Wahnsinn, sehr viele ins Verbrechen getrieben. Das weißt du nur zu gut. Und du tust es dennoch.«

Billy schien auf eine Erwiderung zu warten, doch Henderson lächelte nur verächtlich, die Mundwinkel tief hinuntergezogen.

»Soljie ist tot. Er ist an deinem Stoff krepiert. Jeden Tag nimmt die Schwerkriminalität in Stadt und Land zu, weil süchtig gemachte Kinder ihren Bedarf an deinem Stoff finanzieren müssen ...«
»*Rass!*« Henderson ließ angehaltene Luft ab. »Du bist ein Spinner, Billy Chang, ein Träumer, ein wehleidiger Weichling mit blutendem Herzen. Nein, du bist ein bigottes Arschloch. In jedem Geschäft hast du deine Finger: Supermarkt. Einzelhandel. Großhandel, Baustoffmarkt, Busse, Restaurants, Hotels, Sound-System, Drop-Pan, Ganja ... Es gibt kaum etwas in diesem Land, mit dem sich viel Knete machen läßt, und du hast da nicht deine häßlichen Wurstfinger drin. Daß du nicht im Schneegeschäft bist, ist purer Zufall. Oder Dummheit. Oder Sentimentalität, altmodischer Schwachsinn ...«
Billy lächelte fein. »Da siehst du mal, Henderson, wie wenig Menschenkenntnis du hast«, sagte er genüßlich. »Im großen und ganzen magst du recht haben, aber in meinem Fall hast du tausendprozentig unrecht. Du mußt dir deine Partner etwas besser angukken, ehe du mit ihnen dealst. Ein Billy Chang ist nicht sentimental, sondern ein Mann mit Prinzipien. Das hätte dir jeder Ladenschwengel in Hanover, Westmoreland, Trelawny und St. James sagen können, wenn du sie gefragt hättest. Aber du kommunizierst nicht mit Ladenschwengeln. Leute, die weniger als eine halbe Million im Jahr machen, pflegst du nicht einmal zu bemerken. Sie sind dir schnurz. Sie sind allenfalls dazu da, einem deiner Dealer die Teufelsdroge abzukaufen, nachdem ihr sie süchtig gemacht habt ...«
»Scheißdreck!« schrie Henderson. »Ich decke einen Bedarf. Sonst gar nichts«, fuhr er ruhiger fort. »Da ist eine Nachfrage, und ich befriedige sie. Weiß ich, warum der oder jener das Zeug will. Ich nehme es ja auch. Ab und zu. Mir tut das nicht weh. Ganz im Gegenteil ... Du bist ein altmodischer Furz, Chang,

du hast einfach nicht getickt, daß ich mit einer Ware handele, deren Bedarf die höchsten Zuwachsraten hat und die durch bloßen Zufall nicht legal ist. Bald wird das Zeugs an der Börse gehandelt, oder die Spezialisten in Warentermingeschäften spekulieren an der Rohstoffbörse in London damit: Ganja sechzehn Pence mehr, Kokain minus sieben, Kaffee plus dreiunddreißig ...«
Henderson lachte laut auf und warf dabei den Kopf nach hinten. Billy hörte ihm ungerührt zu und betrachtete ihn mit einem kleinen, nachsichtigen Lächeln. »Kann sein, kann nicht sein«, erwiderte er leichthin. »Dann haben die Menschen wohl auch ein wenig mehr Kontrolle über die Auswirkungen des Stoffes. Selbstverständlich müßte Kokain legal sein, wie alle Drogen. Nur so bekommen wir sie in den Griff ... Aber darum geht es hier nicht. Du hast meinen Sohn umgebracht und viele andere und daher ...«
»Du miese chinesische Bambusflöte!« Henderson gab sich einen Ruck. Ich hatte ihm nicht so viel Mut zugetraut. Aber das lag wohl nur daran, daß er von Hause aus phantasielos war.
»Ich habe Soljie nicht gezwungen, Koks zu schnupfen und Crack zu inhalieren. Ich nicht! Von irgendwoher muß er ja diesen Jieper gekriegt haben. Und von wo? Ich weiß es nicht. Du bist ein fettes, bigottes Schlitzauge, Chang. Und ein Schlitzohr dazu. Hast du dich schon mal gefragt, warum dein Junge das Zeug nahm, eh?«
»Ja, Henderson«, erwiderte Billy bedächtig und nickte mehrfach. »Seit Monaten hab ich kaum etwas anderes getan. Und ich nehme einen Teil der Schuld auf mich. Das tu ich. Leider zu spät. Ich habe nicht auf meine Verwandten und Freunde gehört, und das rächt sich immer. Aber so ein Versagen sollte nicht solche Auswirkungen haben. Ohne dich und deinesgleichen lebte Soljie noch.«
 »*Pussyclaat!*« Henderson schniefte verächtlich durch

ein Nasenloch. »Wenn du mich umlegst, sind innerhalb kürzester Zeit zehn neue Männer da, die Nachfrage zu befriedigen ...«
»Enh, enh« machte Billy. »Ich habe deine Geschäfte und Verbindungen etwas studiert. Wenn du erst im Bauch eines Haifisches gelandet bist, wird der Markt für viele sehr, sehr eng. Es bedarf eines großen Kapitaleinsatzes, in deine Schuhe zu schlüpfen.«
»Und?« höhnte Henderson. »Deine Breddren, Chang, sind doch auch dick im Geschäft. Ebenso wie ich. Warum räumst du nicht mit denen auf?«
»Eins nach dem anderen«, nickte Billy. »Ich habe mich sachkundig gemacht. Ich weiß nur zu gut, daß leider auch Chinesen hier im Koksgeschäft stecken, und zwar schwer. Unsere angesehenste Loge hat mehr als einmal Aussprachen darüber gehabt ... Vergebens. Das verzeihe ich diesen Breddren nicht, einigen Großen in der Handelskammer, im Verband der Exporteure, einigen Finanzmoguln ... Aber eins nach dem anderen. Bewiesen ist zunächst, daß keiner von denen an Soljies Tod schuld ist, sondern daß du es bist.«
»Ach«, Hendersons Stimme triefte vor Ironie. »Billy Chang, von Changs Gnaden, der Rächer der Enterbten, der einsame Streiter für das Gute und Richtige, der Mann, der sich mit den Triaden in Hongkong, Singapur, Amsterdam und San Francisco anlegt ... Pah! Du bist eine Micky Maus, Chang, ein Träumer, eine Witzfigur. Denkst du, du kannst den Krieg gegen die Drogen gewinnen? Den haben die längst gewonnen, Mann, und zwar nicht trotz, sondern auch wegen aller Drogenfahnder der Welt.«
Er machte eine Pause, die rhetorisch sein sollte, aber Billy, völlig ruhig, wie es schien, unterbrach ihn: »Weißt du, du verzogenes, neureiches Arschloch, die Changs sind seit über fünfzig Jahren im Geschäft, einem ehrlichen Geschäft. Sie haben sich selbst und allen anderen gezeigt, daß sie arbeiten können, keine noch so geringe Arbeit verächtlich ansehen. Mein

Alter hat sein Haus wohlbestellt hinterlassen, und meine Brüder, Schwestern und ich werden unsere Häuser ebenso hinterlassen. Was ist das denn: Geldverdienen? Ein Jux, sage ich dir, ein toller Spaß. Für einige Zeit, jedenfalls, dann wird er schal. Die Firma läuft. Läuft erstklassig. Meine Kinder, Neffen, Nichten, Enkel und Enkelinnen haben alle eine erstklassige Ausbildung, jeder und jede in einem Gebiet. Ich könnte morgen anfangen, mein Vermögen zu verzocken; und meine Pickneys könnten von vorne anfangen – sie sind gut für jeden Kredit – und in kürzester Zeit gebieten sie wieder über ein kleines, solides Imperium. Und zwar ohne Kokaingeschäfte. Weil wir Menschen mit Prinzipien sind, Henderson. Es heißt: Leben und leben lassen. Nicht: Selbst gut leben und andere krepieren lassen.«
Billys Stimme hob sich etwas und wurde flacher und gefährlicher: »Aber das wirst du nie kapieren. Weil du nichts mehr kapieren wirst. Geh, putz deiner Großmutter die Möse mit der Zunge aus und verrecke!«
Er senkte den Lauf der M 16, legte die Linke unter den Schaft und gab eine Geschoßgarbe ab. Prento zuckte zusammen. Mir war ein wenig schlecht. Ich schluckte. Dann sah ich mir die leblosen Bündel aus Fleisch, Knochen und Stoff genau an. Ich hatte schon einige Menschen tot liegen sehen. Um diese drei tat es mir nicht leid.
Billy Chang wandte müde den Kopf und sagte: »Na, Prento, willst du ihnen nicht den Fangschuß aus deiner Dienstpistole geben? Ich meine, für den Fall, daß noch ein Funken Leben in ihnen ist?«
Nun hatte ich Angst.
Prento hob die Rechte zum Mund und nagte am Daumennagel. »Nicht nötig, Billy«, sagte er hart. »Du hast, wie immer, deinen Job gut verrichtet.«
»Und?« fragte Billy leise. »Erzählst du es deinem Super?«
 »Ich?« Prento hob die Augenbrauen. »Ich muß mir

nur eine Geschichte ausdenken, die beweisen kann, daß ich hiervon keine Ahnung habe.«
Billy blickte ihn interessiert und leise amüsiert an.
»Das haben wir schon arrangiert«, meinte er leichthin. »Du hast mit uns in Falmouth gepokert und eintausendvierhundertundsiebzig gewonnen. Dann bist du mit einer Nutte abgezogen, und am nächsten Tag war deine ... ja, was ist sie? Frau? Gespielin? Sekretärin?, diese süße Kleine aus dem Busch ... war sie sauer und machte eine Szene ... Ach, Prento, ich wünschte, ich wäre noch mal jung und heiß. Und du?« wandte er sich an mich.
»Ich saß im Nebenzimmer und habe mir einen miesen Film vom Recorder angeguckt. Dann bin ich schlafen gegangen. Am nächsten Morgen habe ich geholfen, Latoya mit Prento zu versöhnen. Was sonst? Es gibt massenhaft Zeugen dafür. Oder?«
»Weiße, Schwarze, Chineymen, sogar ein Ehrenwerter Richter, sei unbesorgt. Nicht mal wegen unerlaubten Glücksspiels wird es zu einem Verfahren kommen.«
Billy zog die Brauen zusammen, seine Schlitzaugen verengten sich, er schluckte und nickte.
»Ja, ein mieser Film. Das war es. Nur ein Film. Der macht mir keine Alpträume. Aber selbst die guten Filme lassen mich schon einige Zeit kalt.«
Ich glaube nicht, daß seine letzten Sätze mir galten. Ich wandte den Kopf nach links. Aus dem Dunkel näherten sich zwei von Billys Männern, die ihre Uzis nachlässig am Lederband hielten, als seien es Spielzeuge. Auch von rechts kamen zwei Männer. Sie unterhielten sich angelegentlich, lachten leise auf, einer hob den Daumen der Rechten: »Respekt, Boß!«
Billy nickte abwesend und müde.
Die Männer machten sich an die Arbeit. Sie öffneten die Hintertür des Troopers, packten die drei Leichen an den Hacken und Handgelenken und warfen sie in den Wagen. Zwei von ihnen machten sich daran, einige Einschußlöcher in der Karosserie mit Metallic-

folie abzudecken; die beiden anderen setzten die Arbeit fort, die der »schlanke, dunkle Kerl mit Ohrring«, der nun eine tote Schlange war, nicht hatte beenden können. In zehn Minuten waren beide Reifen gewechselt.

Billy Chang betrachtete abwesend ihr Treiben. Der Kolben des M 16 stand auf der Erde zwischen seinen Füßen; der Mann hielt den Lauf der Waffe mit der Rechten, als bedürfe er einer Stütze. Seine Knie wippten sacht gegen den Schaft.

Bulkie räusperte sich, trat auf Billy zu, nahm ihm vorsichtig die Waffe ab, zog sich Handschuhe über, sprühte Billys M 16 und seine Uzi mit Rostschutzspray ein, wischte sie sorgfältig ab, so daß sie keine Fingerabdrücke mehr aufweisen konnten, und warf sie dann auf die Leichen auf der Ladefläche. Er schloß die Türen.

Einige Zeit noch suchten die fünf Männer den Boden nach Geschoßhülsen ab. Sie gaben sich dabei keine sonderliche Mühe:

Die Waffen stammten vermutlich aus einer neutralen Quelle im Ausland und wurden nun *verbrannt*, das heißt, entweder ins Meer geworfen oder neben dem Leichenfundort deponiert.

Prento ließ mit einem leisen, tonlosen Pfeifen die lange angehaltene Atemluft ab.

»Wirklich in den Bauch von Haien?« fragte er, an Billy gewandt.

Der hob den Kopf und blickte ihn aus stumpfen Augen an. »Was?«

»Die da«, Prento wies mit dem Daumen auf den Trooper und seine makabre Fracht. »Willst du sie wirklich an Haie verfüttern?«

»Unsinn«, sagte Billy Chang fest. »Das macht keinen Sinn. Sunny«, wandte er sich an einen etwa fünfzigjährigen, sehr dunklen Mann mit Lachfalten neben dem groben Mund, der gerade aus seinen Hosen stieg. »Alles klar?«

»Alles klar, Chef«, antwortete dieser fröhlich und schlüpfte in einen dunklen Overall. »Die Klamotten werden nachher von Johnny verbrannt, und wir fahren im Konvoi ... Später pickt ihr mich am Markt auf.«
Billy wandte sich wieder an Prento: »Den Trooper stellen wir vor der Hauptwache in«, er nannte den Namen der Hauptstadt eines Parishs an der Nordküste, »ab. Seinen korrupten Freunden vor die Nase. Presse und Fernsehen werden gleichzeitig alarmiert, damit nichts vertuscht werden kann. Sonst hätte das alles«, er machte eine vage Handbewegung, »keinen Sinn und wäre nur ein kleiner privater Spaß. Und verlaßt euch drauf! Die bleiben nicht die einzigen ...«
»Und du meinst, das macht Sinn?« fragte ich abwesend.
»Oh ja«, erwiderte Billy betont und fröhlich. »Und mich werden sie nicht schnappen. Keinen von uns. Die Jungs kriegen genügend, sich selbständig zu machen, wenn sie wollen, sie können meinethalben das Geld auch versaufen oder verhuren, solange sie das Maul halten, und ich gehe für eine Weile nach Singapur.«
»Wohin?« fragte Prento entgeistert.
»Singapur«, erwiderte Billy lachend. »Wo mein alter Herr herkam. Muß ich doch mal kennengelernt haben. Oder?«
»Oh ja«, bestätigte ich. »Jeder sollte wissen, wo ein Teil seiner Roots herkommt. Sonst fühlt man sich ganz fremd auf der Welt.«

All over me Babylon, just all over me.
Dem nah romp wid me -
Ah strictly sensi.
Barrington Levy

28

Der Super sah an Prentos rechtem Ohr vorbei an die Wand, an der in einem schlichten Holzrahmen Marcus Garveys berühmtester Ausspruch befestigt war: »Ein Wille, Ein Gott, Ein Schicksal.«
Beide sagten nichts. Der Ventilator kreiste wie immer fast lautlos. Prento wandte den Kopf. Einen Mann zum Nationalhelden erklären, nachdem er lange tot war, dachte er, heißt ihn zum Monument zu machen und somit zu kastrieren. Nur an den Schulen der Rastas gab man Garveys Lehren weiter.
Während der zwanziger Jahre gab es zwei Propheten auf der Insel. Der eine, ein gewisser Bedward, gab sich als solcher aus und fiel bei dem Versuch, vom Ast eines Baumes direkt in den Himmel zu fliegen, auf die Schnauze und endete zwangsläufig in Bellevue, der groben Klappse in Kingston. Der andere, Marcus Garvey, wurde 1887 in St. Ann geboren, arbeitete als Drucker, bildete sich autodidaktisch, reiste nach Mittelamerika und England und ging 1916 in die USA. Dort baute er die größte schwarze Massenbewegung aller Zeiten auf, die Universal Negro Improvement Association, U.N.I.A. Sie hatte wohl über drei Millionen Mitglieder. Sie wollte die Enkel der in die Neue Welt verschleppten Afrikaner auf die eigene Rasse und Kultur stolz machen: »Die Zukunft der Schwarzen liegt in ihrer Vergangenheit«, und den Kampf um die Selbstbestimmung führen: »Afrika den Afrikanern zuhause und in der Ferne«. Garvey war der Vater der Black Power-Bewegung. Der Ob-

rigkeit in Washington galt er als so gefährlich, daß das F.B.I. einen Vorwand konstruierte, ihn ins Gefängnis sperren zu können. Als er nach seiner Abschiebung nach Jamaika eine seiner Ansprachen – er war ein begnadeter Redner – mit den Worten »My fellow negroes« begann, wurde er ausgebuht.
Zu Lebzeiten war er jener Prophet, der in der Heimat nie etwas gilt. Heute ziert sein Konterfei die Rückseite der zehneckigen Fünfzig-Cent-Münze, und sein Sarg wurde nach der Überführung aus England, wo er verbittert gestorben war, im Park der Nationalhelden bestattet. Aber die gesamte offizielle Kultur des Landes buht ihn im Grunde immer noch aus.
Prento blickte seinem Vorgesetzten wieder in die Augen. Die Verkehrsgeräusche von der Harbour Street wurden von doppelten Stahlläden an den Fenstern gedämpft.
»Na, Campbell«, begann der Super, »Mission erfolgreich beendet?«
»Nein, Sir.«
Der Super zog die Augenbrauen hoch. »Wieso denn nicht? Die Mörder des jungen Mannes aus Manchioneal und ihr Chef zur Strecke gebracht ...«
»Damit habe ich nichts zu tun, Sir.«
»Ich weiß, Campbell.« Der Super lächelte fein, beugte sich etwas über die Schreibtischplatte und legte die Fingerspitzen zusammen. »Da lagen drei Leichen vor einem Polizeihauptquartier an der Nordküste, wurden sozusagen direkt meinem geschätzten Kollegen dort vor die Nase gekippt, dazu drei Handfeuer- und zwei Langwaffen, mit denen – das Labor hat erst vorläufige Ergebnisse – mindestens sieben Menschen ermordet wurden ... Und dann gab es in Trelawny einen Vorfall – sehr unangenehm, Campbell, aber wirklich! – bei dem einige aufgebrachte Bauern in der Nähe von Falmouth zwei Männer krankenhausreif schlugen, weil sie sie verdächtigten, Ziegen gestohlen zu haben. Dann stellte sich heraus, daß die beiden

angeblichen Ziegendiebe Agenten der Drug Enforcement Agency, also Kollegen aus den USA waren ... Und Sie, Campbell, und Ihr bester Freund, der Mann, dem Sie am meisten vertrauen und den Sie ohne meine Zustimmung bei Ihren Recherchen zugezogen haben ...«

»Sir!«

»Also, bitte, Campbell, lassen Sie mich ausreden!« Der Super Intendant hob Verzeihung heischend beide Hände und faltete sie dann wieder über der Schreibunterlage. »Also, Sie und Ihr Sweethearts werden die ganze Zeit über mit diesen fünf Männer gesehen, mal hier, mal da ... Also Campbell, schütten Sie mir mal reinen Wein ein. Haben Sie an den beiden Vorfällen etwas gedreht? Niemand würde Ihnen dies übelnehmen.«

»Ich muß Sie enttäuschen, Chef«, klärte Prento ihn auf. »Wie Sie richtig bemerken, waren wir ... dicht am Ball. Hinweise in Ocho Rios, Falmouth, Duncans und unweit der Windsor Caves brachten uns auf die Spur der Mörder des bedauernswerten jungen Mannes aus Manchioneal. Und – siehe da! – es stellte sich heraus, daß die beiden nur kleinere Kaliber waren. Sie führten stets nur Befehle aus, sie waren Leibwächter eines allerseits geschätzten Geschäftsmannes aus Montego Bay ...«

»Wir haben schon länger vermutet, daß er im Koksgeschäft war«, unterbrach ihn sein Vorgesetzter. »Wir besorgten uns seine Steuererklärungen, nachdem er die Fabrik aufgegeben hatte. Mit den Zinsen aus Schatzbriefen allein konnte er wohl kaum seinen aufwendigen Lebensstil finanzieren, wenn diese auch obszön hoch sind.«

»Und als Schneehändler, Sir, stand er unter dem besonderen Schutz eines Ihrer werten Kollegen ...«

»Wie kamen Sie darauf, Campbell?« Der Super hatte nun eine steile Falte zwischen den Brauen.

 »Ruffneck Fraser hat mich darauf gebracht, Sir. Er

hat nach wie vor eine gute Detektivnase. Der Mann fährt einen Lexus, seine Frau einen Camry, seine Mistress einen großen Volvo, und die Villa in den Hügeln oberhalb einer der schönsten Strände der Nordküste ist etwas ... sehr groß. Zu groß. Wie die Autos und die Aufwendungen für Ehefrau und Mistress. Für sein Gehalt, meinen wir.«
»Ich fahre auch einen großen Wagen, Campbell.«
»Ja, Sir, einen BMW der siebziger Reihe. Aber Sie sind seit zwanzig Jahren mit einer reichen Erbin aus St. Lucia verheiratet und hätten es eigentlich gar nicht nötig, noch in der Force zu arbeiten.«
»Ach«, die Stimme des Super troff vor Ironie, »mich haben Sie also auch auf dem Kieker gehabt?«
»Ja, Sir. Um sicher zu gehen.«
»Sie trauen wohl niemandem mehr?«
»Doch, Sir. Meinen besten Freunden und Gönnern.«
»Wie diesem Ex-Cop Ruffneck Fraser, eh?«
»Ja, Sir.«
»Und wer sind Ihre Gönner?«
»Sie, zum Beispiel, Sir.«
»Hören Sie auf zu schmeicheln, Campbell.«
»Das habe ich nicht nötig, Sir.«
»Und warum nicht?«
»Weil Sie nicht einmal durch Schmeicheleien zu bestechen sind.«
»Danke.« Der Super Intendant wirkte plötzlich reserviert. »Und wem trauen Sie noch?«
»Dem Commissioner of Police, Sir. Ich hoffe und denke, er nimmt sich Ihres besagten Kollegen an.«
»Das hoffe ich auch, Campbell. Wenn die Beweise nicht reichen, kann er immer noch in die Never-Never-Abteilung versetzt werden, dort Bleistifte zu spitzen wie andere, diensthohe Kollegen, die entweder völlig unfähig oder korrupt sind.«
Prento kicherte.
»Entschuldigen Sie, Sir.«
»Aber ja. Und nun erzählen Sie mal, Campbell.«

Prento tischte ihm in aller Ruhe jene Version des Geschehens auf, die wir uns gemeinsam ausgedacht hatten und am glaubwürdigsten klang, und endete: »Dann stellte sich heraus, daß die beiden Yankees, und das waren sie, auch wenn sie vorgaben, aus Clarendon zu stammen, Drogenfahnder waren, die – meiner unberufenen Meinung nach illegal – auf jamaikanischem Boden operieren. Und dabei sind sie nicht allein. Ein mittleres Hotel in Treasure Beach ist vollgestopft mit kurzgeschorenen Soldaten aus den Staaten, die unweit von Lovers' Leap eine Radarstation betreiben.«

Der Super Intendant zuckte mit keiner Wimper. Er schien darüber informiert zu sein. »Ihrem Tonfall nach zu urteilen, Campbell, würden Sie am liebsten diese ganze ausländische Clique über die Klippe der Liebenden stürzen ...«

»O nein, Sir. Die tun ja nur, was ihnen aufgetragen ist. Wie Sie und ich.«

»Ja, ja. Aber warum gingen Sie den beiden Kollegen nach?«

»Es konnte naheliegen, Sir, daß die beiden DEA-Agenten in Wirklichkeit doch krumme Geschäfte machten und ihre Jobs als Tarnung benutzten, hier an Kokain oder Ganja ranzukommen.«

»Hm. Und warum schließen Sie das nun aus?«

»Die beiden stellten sich zu blöd an, Sir. So viel Dummheit auf einem Haufen ist sowohl zur Undercover-Tätigkeit wie auch zu wirklichem Drogenhandel außerstande.«

»Wie gelangen Sie zu diesem Schluß?«

»Ich erinnere an den Fall mit dem Spezialagenten der DEA, Sarron, Peter Sarron, der von einem Blinden hereingelegt worden ist, der vorgab, ihm zum Kauf von Ganja behilflich zu sein.«

Der Super ließ ein leises, kehliges Lachen vernehmen. »Ich erinnere mich. Ben Munroe. Er bekam von ... Sarron, nicht wahr?, ein Viertel der vereinbarten

Kaufsumme, also fünfzehntausend US, lieferte aber keine einzige Unze.«
»Richtig, Sir.«
»Und wie erklären Sie es sich, daß geschlachtete Ziegenböckchen im Kofferraum des Leihwagens dieser Agenten gefunden wurden?«
»Ich vermute, Sir, aber das ist wirklich nur eine vage Vermutung, daß Henderson den beiden etwas ins Essen mischen ließ und sich dann einen kleinen Scherz mit ihnen leistete, um sie loszuwerden.«
»Der ... kleine Scherz, Campbell, kostete die beiden fast das Leben. Sie kennen die Farmer im Westen und Süden. Die fackeln nicht lange mit Ziegendieben. Die beiden Amerikaner haben großes Glück gehabt, nur mit den flachen Seiten der Macheten verprügelt worden zu sein ...«
»Daß sie nicht in Scheiben geschnitten wurden. O ja, Sir!«
»Und dann dieser Chinese, Campbell. Hat der ...?«
»Der? Chang, Sir? Ein Rumkopf! Der säuft und zockt Tag und Nacht.«
»Der hat nichts mit den beiden Vorfällen zu tun?«
»Der? Für den leg ich meine Hand ins Feuer, Sir. Der säuft sich langsam, aber sicher zu Tode. Der kriegt nichts mehr auf die Reihe.«
Nachdenklich starrte der Super über Prentos Kopf hinweg. »Dann haben also die Morde an den drei Männern, die da – ja, doch, ich gestehe, diese Art von Humor gefällt mir – vor die Hauptwache gekippt wurden, wahrscheinlich nur mit einer internen Auseinandersetzung zwischen verschiedenen Banden in der Kokainbranche zu tun?«
»Das vermute ich stark, Sir. Die Handschrift deutet auf Männer aus der Stadt, aus Westkingston hin. Henderson ist ..., war ja nur ein Don aus Montego Bay; und die Zweite Stadt hat bekanntlich keine erstklassigen Banden aufzuweisen, weder im Bereich der Politik, noch dem des Rauschgifthandels.«

»Könnte sein, Campbell, könnte gut sein. Da gibt es fast nur noch Fußball-Hooligans. Und Henderson war ja auch eher ein ... bunter Vogel, der von der Hochzinspolitik der Zentralbank profitiert hat.«
»Bunter Vogel? Genau, Sir ... Fröhlich trippelte das Huhn herum ...«
»Über ihm der Habicht«, beendete sein Vorgesetzter das Sprichwort. »Dann kommt uns dieser Bandenkrieg ganz recht, was?«
»Exakt, Boß. Sollen die sich doch alle gegenseitig umlegen, und wir sammeln die Überlebenden auf. Wenn ...«
»Wenn was?« fragte der Super scharf.
»Wenn die Polizeiführung und hinter ihr die Regierung es wirklich ernst meinen, mit den Drogendons aufzuräumen.«
»Gibt es da irgendwelche Zweifel, Campbell?«
»Ja und nein, Sir. Sie wissen wie ich, da ist soviel Geld involviert, daß für jeden abgeschlagenen Kopf drei neue nachwachsen. Das ist wie bei einer Hydra oder einem Drachen im Märchen.«
»Mit der Hydra, Campbell, wurde Herkules fertig, und mit dem Drachen der Prinz mit seinem Wunderschwert.«
»Mit ersterem, Sir können wir uns nur zu gut vergleichen, aber eher bei seinem Job im Augiasstall, aber daß mal ein Märchenprinz auftaucht ...«
»Sie sind Pessimist, was, Campbell?«
»Ja, Sir.«
»Ich befehle Ihnen, Optimist zu sein und weiter Ihrer Arbeit so gut nachzugehen. Abtreten!«
Mein Freund stand auf, salutierte, ging zur Tür und schloß sie sorgsam hinter sich. Dann blieb er stehen, blickte sich um, tanzte auf der Stelle und schlug die geballte Rechte mehrfach in den linken Handteller. Es fiel ihm schwer, nicht laut zu lachen.
Da öffnete sich die Tür hinter ihm. Der Super steckte den Kopf hervor.

»Ach ja, Campbell, fast hatte ich es vergessen ...«
»Ja, Sir?«
»Ihre Dienstwaffe.«
»Ja, Sir?«
»Sie haben sie nicht zufällig benutzen müssen?«
»Benutzen? Nein, Sir.«
»Gut, Campbell. Geben Sie sie, nicht von irgendwelchen Idioten zu Unrecht verdächtigt zu werden, meinem Stellvertreter, sie im Labor überprüfen zu lassen.«
»Sir!«
»Ja?« Der Super wirkte plötzlich sehr kühl.
»Soviel ich weiß, sind die drei Männer mit Langwaffen erschossen worden.«
»So? Woher wissen Sie denn das?«
»Ich habe auch so meine Kanäle, Sir. Wie Sie.«
»Entschuldigung, Campbell.«
»Keine Ursache, Sir. Und tun Sie mir einen Gefallen ...«
»Ja?«
»Meine Spesenrechnung. Da ist auch mein Freund drauf ...«
»Ich weiß. Und Ihre ... Frauen. Nicht?«
»Ja, Sir. Undercover-Tätigkeit ist nie billig. Schreiben Sie einfach einen Teil dieser Aufgaben auf das Konto jener Kollegen, die mich observieren mußten.«
»Das haben Sie rausgekriegt, Campbell?«
»Aber ja, Sir. Selbstverständlich. Eines der Gesichter war mir bekannt.«
»Oh. Ja. Klar, Spesen auf diese umlegen. Ja, so machen wir das.« Der Super senkte die Augen. »Nehmen Sie mir das übel, Campbell?«
»Nein, Sir. Sie meinten es gut. Es hätte mir ja etwas zustoßen können.«
»Und ob!«
»Und, Sir ...«
»Ja?«
»Setzen Sie diese Burschen nicht mehr für solch schwierige Aufgaben ein. Wir haben sie fast die ganze

Zeit über abhängen können. Ich vermute, in deren Bericht liest sich das ein wenig anders. Oder?«
»Das liest sich in der Tat völlig anders. Ach, Campbell«, der Super seufzte. »Manchmal wünschte ich mir, Ihr Freund, unser Exkollege Fraser käme zurück zur Truppe. In diesem Lande hauen ja immer die besten Leute aus dem Gesundheitswesen, dem Lehrkörper und der Polizei ab und gehen in die freie Wirtschaft.«
»Oder ins Ausland, Sir.«
»Oder dahin, ja.« Der Super öffnete die Tür, schritt in den Gang und legte Prento die Hand auf die Schulter. »Einen Drink, Campbell? Nur Sie und ich?«
»Gern, Sir. Fossile wie Sie und ich müssen sich manchmal besaufen.«
»Das habe ich nun nicht gerade vor, Campbell.« Der Super schloß die Tür ab. »Jedenfalls nicht am hellichten Tag. Gehn wir!«

Freedom must be
Our only prison.
Yasus Afari

29

Das Schönste an dieser *Arbeit* ist, daß Donna sie verrichtet. Leidenschaftlich, zärtlich und sachkundig.

Sie ist nicht wiederzuerkennen. Aus einer Dancehall-Queen hat sie sich in eine hübsche Afrikanerin verwandelt. Ihr Haar ist gleichmäßig kurzgeschoren, etwa einen Zoll hoch; dieser *Vermännlichung* entgegenzuwirken, trägt sie riesige, goldene Kreolenohrringe. Hochhackige Schuhe und modische Stiefel trägt sie nur noch, wenn es sie – sehr selten – zum Tanz zieht. Oder zu Hochzeiten und Beerdigungen. So hat sich an den Sohlen wieder Hornhaut gebildet. Sie geht viel barfuß, und wenn sie so schreitet, erkenne ich Baßlinie und Trommeln in ihrem Gang.

T-Shirts ersetzen Pailetten-Boleros, Jeans den Mini oder das lange Kleid mit Seitenschlitzen; Ringe stören bei der Arbeit, sie hat sie abgelegt, in einem Schmuckkästchen, das mit rotem Samt gefüttert ist, versenkt. Das Plumpsklo im Garten ersetzt das WC mit Wasserspülung, der gußeiserne Holzkohlenherd den Gasofen; seit sie wieder auf dem Lande lebt, ißt sie keine Schnellgerichte mehr und nichts aus Dosen. Ihre Haut ist besser geworden, ihr Blick kühl, nicht mehr keß. Bisweilen benutzt sie Dialektausdrücke, die ich nicht kenne. Bei nahezu jeder Mahlzeit gibt es Yams. Darunter viele Sorten, die ich noch nicht gesehen haben. Ganja macht sie nachdenklich und still, manchmal auch religiös. Ihre am meisten zerlesenen Bücher sind die Bibel, die Gedichte von Derek Walcott und Romane von Roger Mais. Mich machen meine Kinder jünger, ihr Kind macht sie reifer. Von meinen Geschäften will sie nichts wissen (»Den Bullen schnappst du beim Horn, einen Mann bei seinem Wort«), ihren eigenen in dem kleinen Laden, den sie aus ihren Ersparnissen finanziert hat, geht sie heiter und gelassen nach.

Sie verkauft, was alle in diesen kleinen Lädchen verkaufen. Leben kann sie davon nicht. Es genügt ihr, mit dem Unterhalt, den ich ihr zahle. Doch, sagte sie gleich am zweiten Tag, in die Stadt würde sie sehr wohl zurückkehren.

»Wenn die, die wir jetzt machen, in die Vorschule gekommen ist, so vier Monate später.«

Daß es ein Mädchen werden wird, ist selbstverständlich. Sie hat lange eine Freundin bei deren regelmäßigen Gängen zum Gesundheitszentrum im Nachbarort begleitet, in dem an jedem Montag Schwangere untersucht werden. Eine der anwesenden Frauen – ihr Bauch zeigte, daß sie im siebten Monat war – hatte ganz begeistert von einer Untersuchungsmethode beim Arzt in der Stadt erzählt: »Ultraschall! Da weißt du von vornherein, ob es ein Junge oder Mädchen wird.«

Ultraschall, pah, es gab doch harmlosere und bewährtere Methoden, das Geschlecht festzustellen: An einem ausgestreckten Finger einen Faden halten, an dem ein goldener Ring befestigt ist. Ist er über dem Bauch der Schwangeren in völliger Ruhestellung gebracht worden, fängt er an, sich von selbst zu bewegen: Kreist er, wird es ein Junge, bewegt er sich den Bauch hinunter auf und ab, wird es ein Mädchen.

Oder andersherum? Ich weiß es nicht mehr. Ich habe es vergessen. Es ist nicht wichtig. Ich möchte das Geschlecht des Fötus auch gar nicht wissen. Lieber wäre mir – immer – ein Mädchen. Mädchen sind selbstbewußter. Und darum pflegeleichter. Ich bin ein fauler Mensch.

 So ist es mir ganz lieb. Ein Junge, ein Mädchen, ein

Junge, ein Mädchen. So geht das weiter. Unendlich weiter. Am besten Zwillinge. Ein Mädchen und ein Junge auf einmal. Aber Donna, glaube ich, stammt nicht von Yorubas in Nigeria ab. Dort kriegen die Frauen die meisten Zwillinge und Drillinge der Welt. Prozentual, pro Kopf, meine ich. Ja, Zwillinge, das wär's! Von den Yorubas haben wir das Partnersparen übernommen. Ungemein viele sparen auf diese Art, aber fast keiner weiß, wo er es herhat. Dabei finde ich das interessant. Roots. Das hat mit den Roots zu tun. Ich glaube, Charmaine stammt von Aschantis ab. Ich habe zwei Bücher mit schönen Schwarz-weiß-Aufnahmen. Ich mag diese alten Fotos.

Wenn ich so an diese zweite Verschwörung von Valerie und Donna gegen mich denke, sag ich mir manchmal im Scherz, ich müßte für das Decken bezahlt werden. Denn dazu machen die einen, zum Deckhengst. Aber auf der anderen Seite, denke ich mir dann, wieder breiter als der Broadway, wird man doch nicht für eine *Arbeit* bezahlt, die einem Spaß macht. Wenn *Arbeitgeber* und *Arbeitnehmer* Spaß an der *Arbeit* haben, gleicht sich das doch wieder aus. Oder was?

Das stell ich mir in meiner Muße vor. Und die dauert vierundzwanzig Stunden am Tag. Wenn ich nicht wieder zur *Arbeit* herangezogen werde. Die aber verrichtet, wie gesagt, Donna. Ich kann mich nicht beklagen.

Denn wenn sie schwanger ist, *arbeitet* sie nicht mehr und verweigert mir den *Job*. Dann ist der *Arbeitsplatz* tabu für mich. Dann muß ich mir woanders *Arbeit* suchen. Denn unsere Landbevölkerung scheidet sich, wie das Parlament in Kingston, in zwei Fraktionen. Die eine behauptet, in der Schwangerschaft dürfe die Frau auf keinen Fall mit einem Manne schlafen. Ich vermute, das hat mit den unhygienischen Zuständen zu tun, die in grauer Vorzeit mal geherrscht haben. Ich gehöre der anderen Fraktion an. Jener, die behauptet, während der Schwangerschaft muß der Fötus vom

Vater unter der Woche zwei Mal pro Nacht gefüttert werden, am Wochenende drei Mal. Wir waschen uns, wir haben Gesundheitszentren und die moderne Medizin; und unsere Vorstellung, glaube ich, ist nicht nur vernünftiger, sondern auch menschlicher als die andere Fraktion. Es ist schwer, wenn nicht unmöglich, sie davon zu überzeugen. Donna und Kenisha gehören zur anderen, Valerie zu meiner. Zu welcher Charmaine gehört, werde ich bald herausfinden.

Am fünften Januar bin ich in Accompong. Da feiern die Maroons den zweihundertsechsundfünfzigsten Jahrestag der Unterzeichnung des Friedensvertrages mit den Briten. Ob der Premierminister kommt? Ich glaube es kaum. Der sollte sich gar nicht hinwagen mit seinem schlechten Gewissen. Falls er überhaupt eines hat. Nicht nur wegen des sagenhaft schlechten Zustands der Straße, die nach Accompong führt. Aber er wird wohl die Frechheit besitzen, mit dem Hubschrauber einzufliegen, eine verlogene Rede halten, dem Colonel ein Trinkgeld für die Gemeinde in die Hand drücken und wieder verschwinden. So sind die.

In Accompong werde ich mit Charmaine sein. Dann haben wir noch fast einen Monat Zeit zur *Arbeit* und, man weiß ja nie, für das Experiment mit dem Goldring über dem Bauch. Ich stehe auf. Ich gehe vor's Haus. Die Luft ist unglaublich klar und süß. Ich gehe schneller. Ich laufe den Hügel vor dem Haus hoch. Ich werde immer schneller. Auf der Kuppe des Hügels werde ich die Arme ausbreiten und fliegen. Einmal muß das doch gelingen.

GLOSSAR

Ananzi ursprünglich Spinnengott der Aschantis (westafrikanisches Volk); tritt mal in Menschen-, mal in Spinnengestalt auf; gilt als ungemein arbeitsscheu, benutzt daher alle möglichen Tricks, sein Überleben zu sichern; setzt sich, das Gehirn gebrauchend, gegen weit Stärkere und Mächtigere durch

Arbeit hier: von »do the wuk« (sprich: whöck), der oder die aktivere beim Sex

Arnett Garden gewalttätiges Ghetto in Kingston

Babyfather Kindsvater (über achtzig Prozent der Kinder in Jamaika sind unehelich geboren)

Babylon System, das die Armen unterdrückt und versklavt, aber auch der Spitzname der Polizei

Bald Head Mann mit Kurzhaarfrisur; bei den Rastas auch Bezeichnung für Ungläubige

Bamboo Lawn von Bambuszaun umgrenzte Tanzhalle

Bingo dem Lotto ähnliches Glücksspiel; als Ausruf gebraucht: Getroffen! Genau! Du hast es!

Brixton nahezu ausschließlich von Jamaikanern und (bei weitem weniger) Iren bewohnter Stadtteil im Südosten Londons

Bulkie engl. bulky: groß, dick, massiv, umfangreich

Bulla runder, flacher, dunkelbrauner Kuchen aus Mehl, Molasse und Backsoda

Bully-Bwuoy jemand, der mit seinen großen Körperkräften andere zwingt, Dinge zu tun, die sie nicht tun wollen

Bumbo-Claat Flüche und Schimpfwörter haben zumeist mit der Furcht jam. Männer vor der Menstruation zu tun; B-C: Monatsbinde für eine große Muschi

Buttoo zurückgebliebener Mensch, extrem ländlich

Cane Row die krausen Frauenhaare werden in viele Zöpfe geflochten und in parallele Reihen gelegt; von oben gesehen, ähnelt die Frisur dann dem symmetrisch angelegten Zuckerrohrfeld

Cannabis sativa Hanf

Chalice der Kelch; hier: große Pfeife aus Holz oder Glas, aus der Ganja geraucht wird

Champion Bubbler sexuell sehr aktive Frau mit multiplen Orgasmen

Cho-Cho birnenförmige Beerenfrucht; Gemüse

Chaser jede Flüssigkeit, mit der hochprozentige Alkoholika auf passende Trinkstärke verdünnt werden

Citizen Cane legendärer Film von Orson Welles über den Springer der USA, den Zeitungsverleger R. Hearst

Clarendon einer der vierzehn Parishes Jamaikas

Coco kleine, stärkehaltige Knollenfrucht

Collie-Tree speziell geformte Hanfpflanze, Collie: Marihuanasorte

Common Law Wife langjährige Lebensgefährtin

Concorde Banknote im Wert von 100 Jamaikadollar; nach dem schnellsten Zivilflugzeug benannt – denn kaum ist sie auf der Hand gelandet, ist sie auch schon wieder fort ...

Coolie Jamaikaner indischer Herkunft; die Bezeichnung wird oft abschätzig gebraucht

Crack suchterregende Droge aus Kokain und Backsoda

Curry Goat von Indern nach Jamaika mitgebrachtes, sehr populäres Gericht: Ziegenbockfleisch mit Curry und Chili-Pfeffer mariniert

Cushum-Peng Spitzname für Chalice

Cuttlass Machete, großes Buschmesser

Dasheen stärkehaltiges Knollengewächs

disrespektieren abgekürzt »to diss«: eines der schlimmsten Dinge, die man Jamaikanern antun kann

District Constable ausschließlich regionaler Polizist mit blauen Streifen an der Hosennaht

Don echter oder vermeintlicher Leiter in der Hierarchie im Slum (Ghetto); übertragen: einer der auf sich hält

Downtown die (heruntergekommene) Unterstadt Kingstons

Dread ursprünglich: furchtbar, schrecklich; der Rastafarian, der sein Haupthaar lang wachsen läßt, es nur wäscht, aber nicht kämmt oder schneidet, bezeichnet diese Löwenmähne als Dread-Locks

Drop-Pan eine Art Lotto für arme Leute; vgl. NICHTS WIE WEG, S. 14

Eddie Edward Seaga, Premierminister von 1980-1989, jetzt Oppositionsführer, libanesische Vorfahren, Ethnologe und Ökonom

Enchanted Garden Bezaubernder Garten, Sehenswürdigkeit mit Park und Hotelanlage in Ocho Rios

Flu Influenza, Grippe

Foreign Ausland
Ganja Hanf, Cannabis, Marihuana
General Penitentiary riesiges Zuchthaus in Kingston
Ghetto Slum
Ginnal verballhornt für »General«: Betrüger, Trickser
Gizzada rundes Gebäck mit Kokosraspeln
Gratto flaches, rundes Brot
Herbs Heilkräuter; hier: Ganja, Marihuana
Higgler Säule des informellen »grauen« Sektors der Ökonomie; Aufkäufer von landwirtschaftlichen Produkten, Straßenhändler, Markthändler, wie in West Afrika (»Mama Benz«) nahezu Domäne von Frauen
Hitman bezahlter Killer
I-Dren Rasta-Ausdruck für »Breddren«, Bruder oder Brüder
Indica Hanf-, Ganjasorte
Irie cool; klasse, prima, knorke, 1 A, dufte
Irie-FM äußerst beliebter UKW-Sender in Ocho Rios, der nahezu ausschließlich Raggae ausstrahlt
JBC staatliche Funk- und Fernsehstation
Jelly unreife Kokosnuß, deren Wände noch nicht fest, sondern gallertartig (jelly) sind
Jerk Chicken, Jerk Pork über Pimentzweigen gegrilltes, scharf mariniertes Hühnchen resp. Schweinefleisch
Kallie Collie, Marihuanasorte
Kalypso Volksmusik von Trinidad und Tobago, aber auch auf Jamaika beliebt
Kaya Hanf-, Marihuanasorte
Kraut Hanf, Marihuana
Kulcha-Shit culture-shit, Kulturscheiße, wobei unter »Kultur« die der herrschenden Eliten gemeint wird
Laaaaawd, Lawwwwwd Herr-im-Himmel-nochmal!
Locks Dread
Mannish Water Suppe aus Ziegenbockkopf, Kaldaunen und Gemüse; da der Kopf des Ziegenbocks dem des Teufels gleicht, sexuelle Konnonation, d.h. *MW* macht angeblich potent
Maroons vom span. »cimaroon«, wildes Pferd; fortgelaufene, sich im waldigen Inneren der Insel verborgen haltende Sklaven, die den Briten einen über 80jährigen, erfolgreichen Guerillakrieg lieferten; daher: Maroonblut ist wie »blaues Blut«

Mento Volksmusik auf Jamaika; mit Saxophon, Akkordeon, Banjos, Rumbabox, Rasseln, Waschzuberbaß etc. gespielt; die Texte zumeist raffiniert anzüglich, mit Doppelbedeutungen der Wörter
Nanny legendäre Anführerin der Maroons; ihr Gesicht ziert den neuen 500-Jamaikadollarschein
National Housing Trust staatliche Wohnungsbaugesellschaft; jeder, der fest angestellt ist, führt wie die Firma einen bestimmten Betrag ab und hat nach einiger Zeit Anrecht auf günstige Hypothekenfinanzierung
Nine Nights urprünglich die neun Nächte nach dem Tod andauernden Trauerfestlichkeiten; heutzutage, da dank Leichenschauhäusern die Toten länger aufgebahrt werden können, Ausdruck für alle Nächte, die der Beerdigung vorausgehen
Parish Verwaltungsbezirk, Provinz, Jamaika hat 14 davon
Passat über den tropischen Ozeanen vorherrschendes Windsystem von großer Beständigkeit
Patois das jamaikanische Kreolisch, abgeleitet aus dem Englischen und dem Twi (Sprache der Akan-Völker in Westafrika)
Pattie Blätterteigtaschen mit Fleisch oder Gemüsefüllung
Petty-Session Schnellverfahren vor dem Einzelrichter
Pickney Verballhornung des span. Wortes »pequeno niño«, Kind; Outside-Pickney: außerhalb der Ehe oder Beziehung entstandenes Kind
P.J. Premierminister P.J. Patterson, PNP (rechte Sozialdemokraten)
Pimento Jamaikapfeffer, Piment
Plantain Mehlbanane, kann nicht roh gegessen werden
Plantokratie herrschende Klasse, die von den reichen Pflanzern (Zuckerrohrbaronen) gebildet wurde
Portland Peas Abart der roten Bohnen
Posse ursprünglich Gruppe vereidigter Hilfssheriffs, hier: jamaikanische Banden in den USA
Pussy-Claat ↗ Bumbo-Claat, Monatsbinde
RADA halbstaatliche Behörde zur Beratung von Bauern
Rahtid! Ausruf, der Wut, Amüsement, große Verwunderung zum Ausdruck bringt
Ras (äthiopisch) Fürst
Rass wie rahtid, aber auch Umdrehung des Wortes »arse«, Arsch, daher oft: Scheiße! Beschissen!, aber

auch dies kann umgedreht werden – und dann wird es: toll! Wumm! Klasse!

Reasoning zumeist unter Ganjagenuß geführte theologische, philosophische, aber auch zutiefst persönliche Gespräche: der gemeinsam benutzte Verstand bringt die friedliche Lösung von Problemen

Rema Stadtteil in Westkingston, von Gewalt geprägt

Respekt! Anerkennung und Lob, tiefergehend als im Deutschen

Rice'n'Peas in Kokosmilch geschmorter Reis mit Kidneybohnen

Road-Hog Straßenschwein, Verkehrsrowdy

Roots Ursprünge, erd- oder volksverbunden, aber auch Bezeichnung für ein Tonikum aus Wurzeln und Borke best. Pflanzen

Ruffie Kosename für »Ruffneck« (rough neck)

Rum wer in der Kneipe Rum bestellt, erhält den klaren (white) Overproof Rum mit etwa 63% Alkohol; der weiße sanfte (mellow) Rum wird hier kaum getrunken, dafür aber der braune (rote), dessen Markenname dann genannt werden muß

Set-Up das große Fest in der Nacht vor einer Beerdigung

Sky-Juice eigentlich Regen oder Wasser; hier: gestoßenes oder geraspeltes Eis mit Syruplimonensaft

Soca Kalypso-ähnliche Tanzmusik aus Trinidad mit zumeist seichten Texten

Soljie Kosename für »Soldat«

so-so nur, bloß, nichts hinzugefügt

Spliff der Joint, die Marihuanatüte

THC Tetrahydrocannabiol, wirksame Substanz des Cannabis; seit 1964 konnten schon über 400 der mehr als tausend vermuteten Substanzen der Cannabis-Pflanze isoliert werden; an der University of the West Indies wurden höchst erfolgreiche Medikamente gegen den Grünen Star (Canasol) und Asthma (Asthmasol) entwickelt (vgl. Reggae von Peter Tosh)

Ting Erfrischungsgetränk aus Grapefruitsaft

Tivoli Stadtteil in Westkingston, Hochburg der konservativen Jamaican Labour Party, deren Führer Edward Seaga in T. seinen Wahlkreis hat

Toto flacher Kuchen aus Mehl und braunem Zucker, manchmal mit geriebener Kokosnuß angereichert

Trade Wind Passat
Traffic Officer Straßenverkehrspolizist, aber auch »TÜV«-Beamter oder Mitarbeiter der Führerscheinbehörde
Trelawny Parish an der Nordwestküste Jamaikas
Twelve Tribes Richtung des Rastafarian-Kultes
Vibes Vibrationen, Stimmung
Weed Hanf, Ganja, Marihuana
Wicked! moralisch böse, schlimm, gottlos, lasterhaft; hier ins Positive gewendet, also etwa »Klasse!«, »toll!«, »schick!« etc.
Wicked-Ones Polizei, Staatsdiener
Yams stärkehaltige Knollenfrucht
Yard Haus, Hof, Heim
Yumpie kleine Yamstorte
Zweite Stadt (zweitgrößte Stadt Jamaikas:) Montego Bay

Peter-Paul Zahl, 1944 in Freiburg/Breisgau geboren, verbrachte neun Jahre in der DDR, elf Jahre in der BRD, elf Jahre in Westberlin und zehn im Knast.
Zwei Jahre arbeitete er als Volontär an der Berliner Schaubühne. Seit 1985 lebt er überwiegend auf Jamaika.

Bücher von Peter-Paul Zahl

Der schöne Mann
Kriminalroman
Verlag Das Neue Berlin 1994
(Band 1 der Ruffneck/Prento-Serie)

Nichts wie weg
Kriminalroman
Verlag Das Neue Berlin 1994
(Band 2 der Ruffneck/Prento-Serie)

Fritz, A German Hero
Theaterstück über den jungen Schiller
Trotzdem Verlag, Grafenau 1994

Die Erpresser
Eine böse Komödie
Karin Kramer Verlag, Berlin 1990

Der Staat ist eine mündelsichere Kapitalanlage
Hetze und Aufsätze
Karin Kramer Verlag, Berlin 1989

Schutzimpfung
Gedichte
Rotbuch Verlag 1975ff.

Alle Türen offen
Gedichte
Rotbuch Verlag 1978ff.

Übersetzung:
Ramon José Sender, Sieben Rote Sonntage
Roman, aus dem Englischen von PPZ
rotpunktverlag, Zürich 1991

In Vorbereitung:

Lauf um dein Leben
Kriminalroman
Verlag Das Neue Berlin 1996
(Band 4 der Ruffneck/Prento-Serie)

Die Glücklichen
Schelmenroman
Rotbuch Verlag, Hamburg 1996

Utopie als tragbare Heimat
Essay
in: Heimat ist eine Plombe, von Paul Parin
Europäische Verlagsanstalt, Hamburg 1996

Das Ende Deutschlands
Der endgültige Roman zum Thema
Karin Kramer Verlag, Berlin 1996

Johann Georg Elser
Ein deutsches Drama
»Heidenheimer Fassung«
Trotzdem Verlag, Grafenau 1996